中医综合应用与中医脑病学

杨雄杰　姚东坡　郑泽荣
徐　伟　董文娟　郭锦华　主编

上海科学技术文献出版社
Shanghai Scientific and Technological Literature Press

图书在版编目(CIP)数据

中医综合应用与中医脑病学 / 杨雄杰等主编. — 上
海:上海科学技术文献出版社, 2023
ISBN 978-7-5439-8989-4

Ⅰ.①中… Ⅱ.①杨… Ⅲ.①脑病－中医临床 Ⅳ.
①R277.72

中国国家版本馆 CIP 数据核字(2024)第 013178 号

责任编辑:付婷婷
封面设计:崔爱红

中医综合应用与中医脑病学
ZHONGYI ZONGHE YINGYONG YU ZHONGYI NAOBINGXUE
杨雄杰　姚东坡　郑泽荣　徐　伟　董文娟　郭锦华　主编
出版发行:上海科学技术文献出版社
地　　　址:上海市长乐路 746 号
邮政编码:200040
经　　　销:全国新华书店
印　　　刷:江苏图美云印刷科技有限公司
开　　　本:787mm×1092mm　1/16
印　　　张:7.25
字　　　数:174 000
版　　　次:2024 年 1 月第 1 版　2024 年 1 月第 1 次印刷
书　　　号:ISBN 978-7-5439-8989-4
定　　　价:78.00 元
http://www.sstlp.com

《中医综合应用与中医脑病学》
编 委 会

前　言

中医学是以中国传统社会历史文化为背景的医学体系,是我国的传统医学。数千年来,因其理论独特,自成体系,经验宝贵,疗效确切,在中华民族繁衍昌盛中发挥着重要作用,也为世界各民族人民的健康作出了重要贡献。随着社会的迅速发展,人民生活水平的普遍提高,对中医的需求也在不断增长,中医学知识在世界范围内迅速传播,应用中医药防治疾病逐渐被更多人群所接受。

脑病是严重危害人类健康、危及人类生命的常见病、多发病,给患者和其家庭及社会带来沉重的负担,随着老龄化社会的到来,其发病率已呈上升趋势,中医学对脑及脑病的认识积累了丰厚的理论基础和实践经验,中医学与脑病学的发展受到科学界乃至全社会的高度重视。

本书以中医理论为基础,结合编者临床实践经验,介绍了中医学基础、病因病机、辨证论治以及防治原则的综合应用,阐述了常见脑病的概念、病因病机、临床表现、鉴别诊断、中医论治、预防与调护等内容。本书在编写体例上有所改变,以期能较好地体现继承与创新的基本轨迹,从而达到承前启后、拓宽视野、启迪思路的目的,能更加贴近临床实际,旨在为现代中医学工作者提供临床诊治指导、借鉴和参考。

随着医疗技术的发展,中医学与脑病学知识日新月异,加之作者水平和经验有限,故书中如有疏漏或不足之处,恳请广大读者及医务工作者批评指正,以期再版时予以改进、提高,使之逐步完善。

编　者
2024 年 1 月

目　录

第一章　中医基础理论

第一节　中医理论体系的形成和发展

一、中医理论体系的形成

《黄帝内经》《难经》《伤寒杂病论》《神农本草经》等医学专著的成书,标志着中医学理论体系的初步形成。

春秋战国时期,出现了我国现存最早的一部医学文献典籍《黄帝内经》,它全面论述了中医学的思维方法,人与自然的关系,人体的生理、病理及疾病的诊断、防治等,确立了中医学独特的理论体系,成为中国医药学发展的基础。《黄帝内经》系统阐述了人体生理、病理及疾病的诊断、治疗和预防等问题,奠定了中医学的理论基础。《黄帝内经》以当时的先进哲学思想为指导,推动了医学科学的发展,其中许多内容已大大超越了当时的世界水平。

《难经》相传系秦越人(扁鹊)所著,成书于汉以前。该书内容简要,辨析精微。全书所述以基础理论为主,涉及生理、病理、诊断、病证、治疗等各个方面,尤其对脉学有较详细而精当的论述和创见;对经络学说以及藏象学说中命门、三焦的论述,则补充了《黄帝内经》的不足,也成为后世指导临床实践的理论基础。

《伤寒杂病论》创立了辨证论治的诊治理论。东汉末年,张仲景著《伤寒杂病论》,后经王叔和分为《伤寒论》与《金匮要略》两部分,前者以六经辨伤寒,后者以脏腑论杂病。该书提出了"观其脉证,知犯何逆,随证治之"的辨证论治原则,使中医学的基础理论与临床实践紧密结合起来,为临床医学的发展奠定了坚实的基础。

《神农本草经》,简称《本经》或《本草经》,是我国现存最早的药物学专著。书中载药365种,并根据药物毒性的大小分为上、中、下三品:上品药无毒,主益气;中品药或有毒或无毒,主治病、补虚;下品药有毒,主除病邪、破积聚。该书不但记载了每种药物的性能、主治,为临床用药提供了方便,更重要的是提出了"四气五味"的药性理论,明确了"治寒以热药,治热以寒药"的用药原则,使药理学与病理学密切结合,使中医学理论体系更加充实。同时,该书提出单行、相须、相使、相畏、相恶、相反、相杀等"七情和合"的药物配伍理论,为组方提供了重要的理论依据。

二、中医理论体系的发展

中医学理论体系的建立,促进了医学在理论与实践方面的发展。随着社会的发展与科学技术的进步,医学理论不断创新,治疗技术不断提高。中医学在汉代以后进入了全面发展时期。

1.魏晋隋唐时期

王叔和(晋)编撰的《脉经》,是我国第一部脉学专著。该书首次从基础理论到临床实践,对中医脉学进行了全面系统的论述。

皇甫谧(晋)编撰的《针灸甲乙经》,是我国现存最早的针灸学专著。该书叙述了藏象、经络、腧穴、标本、九针、刺法、诊法、病证、治法等内容。

巢元方(隋)编撰的《诸病源候论》,是我国第一部病因病机证候学专著。

孙思邈(唐)编撰的《千金要方》和《千金翼方》,可以称为我国第一部医学百科全书。两书详述了唐以前的医学理论、方剂、诊法、治法、食养等,代表了盛唐的医学发展水平。他提出的医生在医德方面的要求和所要达到的境界,可谓开中国医学伦理学之先河。

2.宋金元时期

宋代陈无择所著的《三因极一病证方论》一书,在病因学方面提出了"三因学说",对后世产生了深刻的影响。

金元时期的刘完素、张从正、李杲、朱震亨等四大医学流派的代表人物,后世称之为"金元四大家"。刘完素以火热立论,用药以寒凉为主,在治疗中力主以寒凉清热,后人称其为"寒凉派"。张从正认为病由邪生,治病以汗、吐、下三法攻邪为主,后人称其为"攻下派"。李杲治疗以补益脾胃为主,十分注重脾胃在人体生命活动中的重要作用,善用温补脾胃之法,后人称其为"补土派"。朱丹溪认为"阳常有余,阴常不足",治疗上倡导"滋阴降火",后人称其为"滋阴派"。金元四大家之论,各有创见,从不同角度丰富和发展了中医学理论。

3.明清时期

温病学说源于《黄帝内经》《难经》及《伤寒杂病论》,后经历代医家的不断补充和发展,至明清臻于成熟。明清时期温病学说的形成和发展,是中医学理论的创新与突破。温病是多种急性热病的统称,多具有传染性和流行性。在温病学说的形成与发展过程中,明代的吴又可及清代的叶天士、薛生白、吴鞠通等都做出了卓越的贡献。吴又可创"戾气"说,对瘟疫病的病因有卓越之见。叶天士创建了温热病的卫、气、营、血辨证理论,对清代温病学说的发展起着承前启后的作用。薛生白对湿热病的病因、症状、传变规律、治则治法等做了简要阐述,对温病学说的发展做出了一定的贡献。吴鞠通创立了温热病的三焦辨证理论,使温病学说得到进一步发展,逐渐走向系统与完善。

4.近代与现代

近代(鸦片战争后),随着社会制度的变更、西方科技和文化的传入,中西文化出现了大碰撞,中医学理论的发展呈现出新旧并存的趋势:一是继续走收集和整理前人的学术成果之路;二是出现了中西汇通和中医学理论科学化的思潮,认为中西医互有优劣,可以殊途同归,主张汲取西医之长,以发展中医。

现代时期,国家大力提倡中西医结合,继而倡导以现代多学科方法研究中医。中医学理论的发展主要呈现出三方面的趋势：一是中医学理论经过梳理研究而更加系统、规范，如20世纪60年代编写的全国统编教材《内经讲义》，发展为20世纪70年代的《中医学基础》，再分化为20世纪80年代的《中医基础理论》，即为其标志；二是用哲学、控制论、信息论、系统论、现代实证科学等多学科方法研究中医学，大量的专著和科研成果相继出现；三是对中医学理论体系构建的思维方法进行研究，探讨中医学理论概念的发生之源与继续发展、创新之路。

第二节 中医的基本特点

中医理论体系有两个基本特点：一是整体观念，二是辨证论治。

一、整体观念

（一）整体观念的含义

整体就是统一性和完整性。中医学非常重视人体本身的统一性、完整性及其与自然界的相互关系，认为人体是一个有机整体，人体与自然环境有密切关系。这种内外环境的统一性、机体自身整体性的思想，称为整体观念。

（二）整体观念的内容

中医学把人体脏腑和组织、器官之间看成一个有机的整体，并且认为四时气候、昼夜晨昏、地区方域等环境因素对人体生理病理存在着一定程度的影响。因此，中医学整体观念的内容包括下面两个方面。

1.人是一个有机整体

人体以五脏为中心，通过经络系统，把六腑、组织、器官等全身各个部分联系成有机的整体，并通过精、气、血、津液的作用，来完成机体统一的机能活动。

（1）生理：人体的生理活动，不但依靠各脏腑组织有着结构上不可分割的联系，而且主要是各脏腑组织在发挥各自功能的同时，脏腑间还存在着相辅相成的协同作用和相反相成的制约作用，才能维持生理活动的动态平衡。

（2）病理：在分析病证的病理机制时，中医学既重视整体，又重视局部，把局部的病理变化与整体的病理反应统一起来。

（3）诊断：在对疾病进行诊断时，由于各脏腑、组织、器官在生理病理上的相互联系和影响，可以通过外在形体、官窍、色脉的变化，了解和推测内脏的病变，从而有利于正确地进行辨证论治。

（4）治疗：在对疾病进行治疗时，由于人体是个有机的整体，因此治疗局部的病变可以从整体出发，治疗某一部位的病变可以从另一相关部位着手，采取灵活的治疗方法，往往能够取得明显的效果。

2.人与自然界的统一性

人类生活在自然界中，自然界的变化可以直接或间接地影响人体，而机体则相应地产生反应。例如四时季节气候的变化对人体产生影响,人体就会出现春生、夏长、秋收、冬藏等相应的适应性变化。即使在昼夜晨昏的变化过程中,人体内部的阴阳变化也与之相适应。此外,地区方域、周围环境也都在一定程度上影响着人体的生理活动。

中医学认为,人与天地自然环境相适应,不是被动的、消极的,而是主动的、积极的。人类不仅能主动地适应自然,更能主动地改造自然,和自然做斗争,从而提高健康水平,减少疾病的发生。

机体对自然环境变化的适应,在生理范围内,即是生理的适应性。人类适应自然环境的能力是有限度的,如果外界环境的变化剧烈超过了人体调节机能的限度,或者机体的调节机能失常,不能有效地对外界环境变化做出适应性调节,超越了这个生理范围,则是病理性反应,人体就会发生疾病。

由于人体与自然界存在着既对立又统一的关系,因此在辨证论治时必须注意和分析外在环境和内在环境的有机联系,因时、因地、因人而异地制订治疗原则,进行有效的治疗。

二、辨证论治

辨证论治是中医学的基本特点之一,也是中医学术特点的集中表现,是中医认识疾病和治疗疾病的基本原则,是中医学对疾病的一种特殊的研究和处理方法。

(一)证的含义

证,又称证候,是机体在疾病发展过程中某一阶段的病理概括。它由症状组成,不仅包含了疾病某一阶段的临床表现,而且揭示了病变的部位、原因、性质及邪正关系,反映了疾病发展过程中某一阶段的病理变化本质。因此,它比症状更全面、更深刻、更正确地揭示了疾病的本质。

(二)辨证的含义

辨证,就是将望、闻、问、切"四诊"过程中所收集的资料、症状和体征,通过分析、综合,辨清疾病的原因、部位、性质和邪正之间的关系,概括、判断为某种性质的证候的过程。

(三)论治的含义

论治,又称施治,就是根据辨证的结果,确定相应的治疗原则和治疗方法。

(四)辨证和论治的关系

辨证和论治是诊治疾病过程中相互联系、不可分割的两个方面,是理论和实践相结合的体现。辨证是论治的前提和依据,论治是治疗疾病的手段和方法,通过论治可以检验辨证的正确与否。

(五)辨证和辨病的关系

病,即疾病,是在一定致病因素的作用下,机体内外环境之间动态平衡遭到破坏,阴阳失调、气血紊乱,出现一系列症状和体征的病理过程。它和症、证是三个不同的概念。

1.辨证与辨病相结合

中医认识和治疗疾病既辨证,又辨病。同一种病,由于致病因素、气候地域、机体反应性的不同,常常表现为不同的证,所以必须在辨病的基础上结合辨证,才能有效地施治。例如感冒这一常见的疾病,常常可以由于致病邪气和人的体质不同而表现为风热袭表和风寒袭表两种证候,据此不同的证,应当分别采用辛凉解表和辛温解表两种方法治疗。因此,辨证论治既不同于头痛医头、脚痛医脚的对症疗法,又不同于不分阶段和主次,一方一药对一病的治疗方法。

2."同病异治"与"异病同治"

"同病异治"是指同一种疾病,由于发病的时间季节、地区以及患者机体反应性的不同,或处在疾病不同的发展阶段,因而表现的证不同,所以治疗方法也不一样。例如感冒,暑季感冒与寒冬感冒的季节不同,所受邪气不一样,则当分别采用祛暑化湿解表和辛温散寒解表的不同治法。再如麻疹,病变发展阶段不同,表现的证候各异,各个病变阶段的治法也不一样,初期宜发表透疹,中期应清宣肺热,后期却要以养阴为主。

"异病同治"是指不同的疾病,在其发展过程中,如果出现了相同的病机,也可以采用同一方法治疗。例如,久痢脱肛、子宫下垂、胃下垂等疾病,如果均表现为中气下陷证,就都可以采用升提补益中气的方法进行治疗。可见,中医治病主要不是着眼于"病"的异同,而是着眼于"证"的区别。"证同治亦同,证异治亦异",即相同的证,可用基本相同的治法;不同的证,就必须用不同的治法。

（六）辨证论治的精神实质

针对疾病发展过程中不同质的矛盾用不同的方法去解决的法则,就是辨证论治的精神实质。

第二章　中医病因病机的辨证应用

第一节　病因的辨证应用

病因，即致病因素，泛指能导致人体发生疾病的原因，是认识疾病的基础。疾病发生的原因多种多样，诸如气候异常、疫疠传染、精神刺激、饮食所伤、劳逸失度、水湿、痰饮、瘀血、结石、各种外伤、虫兽所伤、药邪、医过以及先天因素等，在一定条件下都可导致疾病的发生。《医学源流论·病同因别论篇》也说："凡人之所苦，谓之病；所以致此病者，谓之因。"

中医学对病因的观察和研究源远流长，历代医家提出了不同的分类方法。《黄帝内经》（以下简称《内经》）提出了阴阳分类法。如《素问·调经论》说："夫邪之生也，或生于阴，或生于阳。其生于阳者，得之风雨寒暑。其生于阴者，得之饮食居处，阴阳喜怒。"汉代张仲景在《金匮要略》中指出："千般疢难，不越三条：一者，经络受邪，入脏腑，为内所因也；二者，四肢九窍，血脉相传，壅塞不通，为外皮肤所中也；三者，房室、金刃、虫兽所伤。以此详之，病由都尽。"宋代陈无择著《三因极一病证方论·卷之二》，在前人病因分类的基础上明确提出了"三因学说"。他说："六淫，天之常气，冒之则先自经络流入，内合于脏腑，为外所因；七情，人之常性，动之则先自脏腑郁发，外形于肢体，为内所因；其如饮食饥饱，叫呼伤气，尽神度量，疲极筋力，阴阳违逆，乃至虎狼毒虫，金疮踒折，疰忤附着，畏压溺等，有悖常理，为不内外因。"始以六淫邪气为"外所因"，情志所伤为"内所因"，而饮食劳倦、跌仆金刃，以及虫兽所伤等则为"不内外因"。这种把致病因素与发病途径结合起来进行研究的分类方法较之以往更趋合理、明确，对后世影响很大。

中医学认为，任何疾病的发生都是在致病因素的作用下，机体所产生的病理反应。因此，中医学认识病因，除了通过问诊了解可能作为致病因素的客观条件外，主要是以病证的临床表现为依据，通过分析疾病的症状、体征来推求病因，为治疗用药提供依据，这种方法称为"辨证求因"。"辨证求因"是中医探求病因的主要方法。

一、外感性致病因素

外感性致病因素，是指来自自然界，从肌表或口鼻侵犯人体，引发外感病的致病因素。由于邪自外入，多导致一系列表证，故称外感病因，又称外邪，包括六淫和疠气。

（一）六淫

1.六淫的概念

六淫,即风、寒、暑、湿、燥、火（热）六种外感病邪的统称。风、寒、暑、湿、燥、火在正常的情况下,称为"六气",是自然界六种不同的气候变化。"六气"是万物生长和人类赖以生存的条件,对于人体是无害的。《素问·宝命全形论》曰:"人以天地之气生,四时之法成。"

但在自然界气候变化异常,超过了人体的适应能力,或人体的正气不足,抵抗力下降,不能适应气候变化而发病时,六气则成为致病因素。此时,伤人致病的六气,便称为"六淫"。淫,有太过和浸淫之意。由于六淫是致病邪气,所以又称其为"六邪"。

自然界气候变化异常与否是相对的。这种相对性主要表现在两个方面:一是与该地区常年同期气候变化相比,或太过,或不及,或非其时而有其气,如春应温而热,夏应热而寒,冬应寒而暖;或气候变化过于剧烈急骤,如严寒酷热、暴冷暴热等。二是气候变化作为致病条件,与人体正气的强弱及调节适应能力是相对而言的。若气候剧变,正气强盛者可自我调节而不病;反之,气候正常,如果个体正气不足,仍可发病,这时对于患者而言,六气即成为致病邪气,所致病证也属六淫致病范畴。

2.六淫致病的共同特点

六淫致病一般具有下列共同特点。

(1)外感性:六淫之邪多从肌表、口鼻侵犯人体而发病。如风寒湿邪易犯人肌表,温热燥邪易自口鼻而入。由于六淫病邪均自外界侵犯人体,故称外感性致病因素,其所致疾病即称为"外感病"。

(2)季节性:六淫致病常有明显的季节性。如春季多风病,夏季多暑病,长夏、初秋多湿病,深秋多燥病,冬季多寒病。六淫致病与时令气候变化密切相关,故又称之为"时令病"。六淫致病常常受到诸多因素的影响,因此在夏季也可见寒病,在冬季也有热病。

(3)地域性:六淫致病与生活、工作的区域和环境密切相关。一般而言,西北多燥病、东北多寒病、江南多湿热为病;久居潮湿环境或水中作业者多湿病;长期高温环境作业者,多燥热或火邪为病等。

(4)相兼性:六淫邪气既可单独伤人致病,又可两种或两种以上同时侵犯人体而为病。如风热感冒、湿热泄泻、风寒湿痹等。

此外,六淫致病还具有病性转化的特点。例如感受风寒之邪,一般多表现为风寒表证,但若患者素体阳盛,邪气可从阳化热而表现为风热表证。此外,在疾病的发展过程中,初起的风寒表证,亦可入里化热而转变为里热证,甚或伤阴化燥等。这种转化是有一定条件的,多与患者的体质或治疗等因素有关。

六淫致病从现代临床实践看,除气候因素外,还包括了生物（细菌、病毒等）、物理、化学等多种致病因素作用于机体所引起的病理反应。

3.六淫各自的性质和致病特点

中医学阐释风、寒、暑、湿、燥、火各自的性质和致病特点,主要是运用取象比类的思维方法,即以自然界之气象、物候与人体病变过程中的临床表现相类比,经过反复临床实践的验证,不断推演、归纳、总结出来的。

（1）风邪：凡致病具有善动不居、轻扬开泄等特性的外邪，称为风邪。

风为春季的主气，但四季皆有风，故风邪致病，虽以春季为多见，但四季皆有，终岁常在。风邪多从皮毛肌腠侵入人体，从而产生外风证。中医学认为风邪为外感病极为重要的致病因素，故称风为"百病之长"。

风邪的性质和致病特点主要如下。

1）风为阳邪，轻扬开泄，易袭阳位：风邪善动不居，具有轻扬、发散、向上、向外的特性，故属于阳邪。风性开泄，指其伤人易使腠理疏泄开张而汗出。阳位是指病位多在上、在表，如头面、肺系、肌表、腰背等部位。如风邪上扰，使头面经气失和，则头痛项强，口眼歪斜；风邪袭肺，则鼻塞流涕、咽痒咳嗽；风水相搏，肺通调水道不利，则面目浮肿；风邪袭表，导致营卫失和而见恶风发热等表证。故《素问·太阴阳明论》说："伤于风者，上先受之。""故犯贼风虚邪者，阳先受之。"《素问·平人气象论》谓："面肿曰风。"

2）风性善行而数变："善行"，指风性善动不居、游移不定的特点。故其致病具有病位游移、行无定处的特征。如风、寒、湿三气杂至而引起的"痹证"，若风邪偏盛，可见游走性关节疼痛，痛无定处，称为"行痹""风痹"。"数变"指风邪致病具有变幻无常和发病迅速的特性。如风疹块表现为皮肤瘙痒时作、疹块发无定处、此起彼伏、时隐时现等特点。以风邪为先导的外感病，一般发病急，传变也较快。如风中于头面，可突发口眼㖞斜；小儿风水证，起病仅有表证，短时间内即可出现头面一身俱肿、小便短少等。故《素问·风论》说："风者，善行而数变。"

3）风性主动："主动"，指风邪致病具有动摇不定的特征。如风邪入侵，出现面部肌肉颤动，或口眼㖞斜，为风中经络；因金刃外伤，复受风邪而出现四肢抽搐、角弓反张等症，为破伤风。故《素问·阴阳应象大论》说："风胜则动。"《太平圣惠方·二十一》记载："身体强直，口噤不开，筋脉拘挛，四肢颤掉，骨髓疼痛，面目㖞斜，此皆损伤之处中于风邪，故名破伤风也。"

4）风为百病之长："长"，始也、首也。风为百病之长，一是指风邪常兼他邪合而伤人，为外邪致病的先导。凡寒、暑、湿、燥、热诸邪，常依附于风而侵犯人体，从而形成风寒、暑风、风湿、风燥、风热等证。《临证指南医案·卷五》中曰："盖六气之中，惟风能全兼五气，如兼寒则曰风寒，兼暑则曰暑风，兼湿曰风湿，兼燥曰风燥，兼火曰风火。盖因风能鼓荡此五气而伤人，故曰百病之长也。"二是指风邪袭人致病最多。风邪终岁常在，故发病机会多；风邪袭人无孔不入，表里内外均可遍及，侵害不同的脏腑组织，可发生多种病证，由于其致病极为广泛，古人甚至将风邪作为外感致病因素的总称。故《素问·骨空论》说："风者，百病之始也。"《素问·风论》曰："风者，百病之长也。"

（2）寒邪：凡致病具有寒冷、凝结、收引等特性的外邪，称为寒邪。

寒为冬季的主气。当水冰地坼之时，伤于寒者为多，故冬多寒病。但寒邪为病也可见于其他季节，如气温骤降、涉水淋雨、汗出当风、空调过凉，亦常为感受寒邪的重要原因。寒邪伤人多从肌表而入，或直中于脏腑，从而产生外寒证。寒伤肌表，郁遏卫阳者，称为"伤寒"；寒邪直中于里，伤及脏腑阳气者，称为"中寒"。

寒邪的性质和致病特点主要如下。

1）寒为阴邪，易伤阳气：寒为阴气盛的表现，故其性属阴，即所谓"阴盛则寒"。寒邪伤人，人体阳气不足以驱除阴寒之邪，甚至反被阴寒所伤，出现"阴胜则阳病"。所以，感受寒邪，最易损伤人体阳气,出现阳气温煦气化功能减退的寒证。如外寒侵袭肌表,卫阳被遏,肺气失宣,可见恶寒发热、无汗、鼻塞等症;寒邪直中脾胃,脾阳受损,可见脘腹冷痛、呕吐、腹泻等症;若寒邪直中少阴,损伤心肾阳气,则可见精神萎靡、恶寒蜷卧、手足厥冷、小便清长、下利清谷、脉微细等症。

寒邪伤阳,阳气的温煦、气化功能减退,水津不化,从而出现分泌物、排泄物清稀而寒冷之证,如鼻流清涕、呕吐物清稀、下利清谷等。故《素问·至真要大论》说:"诸病水液,澄澈清冷,皆属于寒。"

2)寒性凝滞,主痛:"凝滞",即凝结阻滞。寒性凝滞,指寒邪侵入,易使气血津液凝结、经脉阻滞。人身气血津液之所以畅行不息,全赖一身阳和之气的温煦推动。一旦阴寒之邪侵犯,阳气受损,失其温煦,易使经脉气血运行不畅,甚或凝结阻滞不通,不通则痛。《素问·举痛论》所谓:"寒气入经而稽迟,泣而不行,客于脉外则血少,客于脉中则气不通,故卒然而痛。"故疼痛是寒邪致病的重要临床表现。寒邪所致疼痛的特点是得温则减,遇寒加重。由于寒邪侵犯部位不同,因而可出现多种疼痛症状。如寒客肌表经络,气血凝滞不通,则头身肢体关节疼痛,痹病中若以关节冷痛为主者,称为"寒痹""痛痹";寒邪直中胃肠,则脘腹剧痛;寒客肝脉,可见少腹或阴部冷痛等。正如《素问·痹论》所说:"痛者,寒气多也,有寒故痛也。"

3)寒性收引:"收引",即收缩牵引。寒性收引,即指寒邪侵袭人体,可使气机收敛,腠理、经络、筋脉收缩而挛急。如寒邪侵及肌表,毛窍腠理闭塞,卫阳被郁,不得宣泄,可见恶寒、发热、无汗等症。故《灵枢·岁露》说:"寒则皮肤急而腠理闭。"寒客血脉,则气血凝滞,血脉挛缩,可见头身疼痛,脉紧;寒客经络关节,则经脉收缩拘急,甚则挛急作痛,屈伸不利,或冷厥不仁等。如《素问·举痛论》说:"寒则气收。""寒气客于脉外则脉寒,脉寒则缩蜷,缩蜷则脉绌急,绌急则外引小络,故卒然而痛。"缩蜷、绌急,即为寒邪所伤,经络、血脉收引而致。

(3)暑邪:凡夏至之后,立秋以前,致病具有炎热、升散、兼湿等特性的外邪,称为暑邪。

暑为夏季的主气。暑为火热之气所化。《素问·五运行大论》说:"其在天为热,在地为火,……其性为暑。""暑胜则地热。"暑邪致病,有明显的季节性,主要发生于夏至以后、立秋之前。故《素问·热论》说:"先夏至日者为病温,后夏至日者为病暑。"

暑邪致病,有伤暑和中暑之别。起病缓、病情轻者为伤暑;发病急、病情重者为中暑。暑邪纯属外邪,而无内暑之说。

暑邪的性质和致病特点主要如下。

1)暑为阳邪,其性炎热:暑为夏季火热之气所化,火热属阳,故暑为阳邪。暑邪伤人多表现为一系列阳热症状,如高热、心烦、面赤、脉象洪大等。

2)暑性升散,扰神伤津耗气:夏季暑热之气蒸发升腾,故其性升散。"升",即暑邪易上犯头目,或热扰心神,出现头晕目眩、面赤、心胸烦闷不宁等症状。"散",指暑邪侵犯人体,多直入气分,可致腠理开泄而多汗。汗出过多,不仅伤津,而且耗气,故临床除见口渴喜饮、尿赤短少等津伤之症外,往往伴随气短乏力,严重者出现突然昏倒、不省人事等气随津脱之象。故《素问·举痛论》说:"炅则腠理开,荣卫通,汗大泄,故气泄矣。"《素问·刺志论》曰:"气虚身热,得之伤暑。"

3)暑多挟湿:暑季气候炎热,且多雨而潮湿,热蒸湿动,水气弥漫,故暑邪致病,多挟湿邪为患。其临床表现除发热、烦渴等暑热症状外,常兼见身热不扬、四肢困倦、胸闷呕恶、大便溏泄不爽等湿阻症状。如夏季的感冒病,多由暑邪兼挟湿邪所致。

(4)湿邪:凡致病具有重浊、黏滞、趋下等特性的外邪,称为湿邪。

湿为长夏的主气。长夏,时值夏秋之交,阳热尚盛,雨水且多,热蒸水腾,湿气弥漫,为一年中湿气最盛的季节。湿邪为病,长夏居多,但四季均可发生。湿邪侵入所致的病证,称为外湿病证。外湿病证多由气候潮湿、涉水淋雨、居处潮湿、水中作业等环境中感受湿邪所致。

湿邪的性质和致病特点主要如下。

1)湿为阴邪,易伤阳气,阻遏气机:湿性类水,故为阴邪。阴邪侵入,机体阳气与之抗争,故湿邪侵入,易伤阳气。脾主运化水液,性喜燥而恶湿,故外感湿邪,常易困脾,致脾阳不振,运化无权,从而使水湿内生、停聚,发为泄泻、水肿、尿少、痰饮等症。故清代叶桂的《温热论·外感温热篇》说:"湿胜则阳微。"《素问·六元正纪大论》说:"湿胜则濡泄,甚则水闭胕肿。"

湿为重浊有质之邪,故侵入最易留滞于脏腑经络,阻遏气机,使气机升降失常。湿为弥漫存在的水,故其致病可弥漫于上、中、下三焦。如湿阻上焦,清阳不升,气机不畅可见头部沉重、胸闷;湿阻中焦,脾胃气机升降失常,纳运失司,则脘痞腹胀、食欲不振;湿阻下焦,肾与膀胱气化不利,则小腹胀满、小便淋涩不畅等。湿阻部位不同,可出现内、外、妇、儿、五官、皮肤等各科的多种病证。

2)湿性重浊:"重",即沉重、重着。湿邪致病,出现以沉重感为特征的临床表现。《素问·生气通天论》说:"因于湿,首如裹。"即指湿浊之气上泛,困阻蒙蔽清窍,为清阳失宣所致。若湿邪阻滞于经络关节,则见周身困重、关节重痛、肢倦等。痹病中以肢体关节疼痛重着为主者,称为"湿痹""著痹"。"浊",即秽浊、垢浊。湿邪为患,易出现排泄物和分泌物秽浊不清的病变特点。如湿浊在上,则面垢、眵多、口糜;湿浊下注,则小便浑浊,妇女黄白带下;湿滞大肠,则大便溏泄,或下痢脓血黏液;湿邪浸淫肌肤,可见疮疡、湿疹之流水秽浊等。

3)湿性黏滞,易兼他邪:"黏",即黏腻;"滞",即停滞。湿邪黏滞主要表现在两个方面:一是症状的黏滞性。湿病症状多黏滞而不爽,如排泄物和分泌物多黏滞不爽。如痢疾的大便排泄不爽,淋证的小便淋涩不畅,以及口黏、口甘和舌苔厚滑黏腻等。二是病程的缠绵性。因湿性黏滞,易阻气机,气不行则湿不化,其体胶着难解,故湿邪为病多见起病隐缓,病程较长,往往反复发作,或缠绵难愈。如湿温、湿疹、湿痹等,皆因其湿而不易速愈,或反复发作。所以吴瑭《温病条辨·上焦篇》谓:"其性氤氲黏腻,非若寒邪之一汗即解,温热之一凉即退,故难速已。"

此外,湿为有形之质,其性重浊黏滞,他邪易于粘着依附,其中以寒、热、暑邪尤多。如湿与热合则为湿热,与寒结则成寒湿,与暑邪相合则成暑湿,为临床最常见的湿邪致病证型。

4)湿性趋下,易袭阴位:湿性类水属阴,有趋下特性。故湿邪致病多见下部的症状,如湿脚气、臁疮等。水肿也多以下肢较为明显。此外,小便浑浊、带下、泄泻等病证,多由湿邪下注所致。故《素问·太阴阳明论》曰:"伤于湿者,下先受之。"

(5)燥邪:凡致病具有干燥、收敛等特性的外邪,称为燥邪。

燥为秋季的主气。秋季天气收敛,其气清肃,气候干燥,失于水分滋润,自然界呈现一派肃杀之景象。燥邪伤人,多自口鼻而入,首犯肺卫,发为外燥病证。

外燥有温燥、凉燥之分。初秋尚有夏末之余热,燥与热合,侵犯人体,发为温燥;深秋近冬之寒气与燥相合,侵犯人体,则发为凉燥。

燥邪的性质和致病特点主要如下。

1)燥性干涩,易伤津液:燥邪为干涩之病邪,侵犯人体,最易损伤人体的津液,出现各种干燥、涩滞的症状,如口鼻干燥、咽干口渴、皮肤干涩,甚则皲裂、毛发不荣、小便短少、大便干结等。故《素问·阴阳应象大论》说:"燥胜则干。"

2)燥易伤肺:肺为娇脏,喜清润而恶燥。肺主气司呼吸,直接与自然界大气相通;且外合皮毛,开窍于鼻,燥邪多从口鼻而入,故最易损伤肺津,从而影响肺气之宣降,甚或燥伤肺络,出现干咳少痰,或痰黏难咯,或痰中带血,甚则喘息胸痛等。由于肺与大肠相表里,肺津耗伤,大肠失润,传导失司,可见大便干涩不畅等症。

(6)火(热)邪:凡致病具有炎热、升腾等特性的外邪,称为火热之邪。

火热旺于夏季,但火并不像暑那样具有明显的季节性,也不受季节气候的限制,故火热之气太过会伤人致病,一年四季均可发生。火热之邪侵入所致的病证,称为外感火热病证。

火与热异名同类,本质皆为阳盛,都是外感六淫邪气,致病也基本相同。火邪与热邪的主要区别是:热邪致病,临床多表现为全身弥漫性发热征象;火邪致病,临床多表现为某些局部症状,如红、肿、热、痛,或口舌生疮,或目赤肿痛等。

另外,与火热之邪同类的尚有温邪。温邪是温热病的致病因素,一般多在温病范畴中应用。

火热之邪的性质和致病特点主要如下。

1)火热为阳邪,其性炎上:火热之性燔灼、升腾,故为阳邪。阳邪侵入,导致人体阳气偏亢,发为实热病证,即所谓"阳胜则热"。临床多见高热、恶热、烦渴、汗出、脉洪数等症。火性趋上,火热之邪易侵害人体上部。故火热病证,多发生在人体上部,尤以头面部为多见,如目赤肿痛、咽喉肿痛、口舌生疮糜烂、牙龈肿痛、耳内肿痛或流脓等。其病势多有急迫之性。故《素问·至真要大论》说:"诸逆冲上,皆属于火。"

2)火热易扰心神:火热与心相通应,故火热之邪入于营血,尤易影响心神,轻者心神不宁,心烦失眠;重者可扰乱心神,出现狂躁不安,或神昏谵语等症。故《素问·至真要大论》说:"诸躁狂越,皆属于火。"

3)火热易伤津耗气:火热之邪侵入,热淫于内,一方面迫津外泄;另一方面则直接消灼煎熬阴津,耗伤人体的阴液。故火热之邪致病,临床表现除热象显著外,往往伴有口渴喜冷饮、咽干舌燥、小便短赤、大便秘结等津伤液耗的症状。阳热太盛,势必耗气过多,故《素问·阴阳应象大论》曰:"壮火食气。"此外,热邪迫津外泄,气随津脱,临床可见体倦乏力、少气懒言等气虚之症,甚则可致全身津气脱失的虚脱证。

4)火热易生风动血:"生风",指火热之邪侵犯人体,燔灼肝经,耗劫阴液,筋脉失养,易引起肝风内动的病证。由于此肝风为内热甚引起,故称为"热极生风"。临床表现为高热、四肢抽搐、两目上视、角弓反张等。《素问·至真要大论》说:"诸热瞀瘈,皆属于火。""动血",指火热之邪入于血分,可以加速血行,甚则灼伤脉络,迫血妄行,而致各种出血,如吐血、衄血、便血、尿血、皮肤发斑及妇女月经过多、崩漏等病证。

5)火邪易致疮痈:火热之邪入于血分,可聚于局部,腐蚀血肉,发为痈肿疮疡。由火毒壅聚所致之痈疡,其临床表现以疮疡局部红、肿、热、痛为特征。《灵枢·痈疽》说:"大热不止,热胜则肉腐,肉腐则为脓,故名曰痈。"《医宗金鉴·痈疽总论歌》说:"痈疽原是火毒生。"《素问·至真要大论》又曰:"诸痛痒疮,皆属于心。"

(二)疠气

疠气有别于六淫,是具有强烈传染性的外感邪气。疠气致病,主要通过空气传染,从口鼻而入,也可随饮食入里、蚊叮虫咬而发病。

疫病种类很多,如大头瘟(哈蟆瘟)、疫痢、白喉、烂喉丹痧、天花、霍乱、鼠疫等。实际包括了现代许多传染病和烈性传染病。

1.疠气的基本概念

疠气泛指具有强烈传染性和致病性的外感病邪。疠气以其"为病颇重""如有鬼厉之气"而名。在中医文献中,疠气又称为"疫毒""疫气""异气""戾气""毒气""乖戾之气""杂气"等。疠气引起的疾病称为"疫病"。《说文解字》曰:"疫,民皆疾也。"即在同一时期,众多的人发生症状相似之病。

2.疠气的致病特点

(1)传染性强,易于流行:疠气具有强烈的传染性和流行性,可通过空气、食物等多种途径在人群中传播。当处在疠气流行的地域时,无论男女老少、体质强弱,凡触之者,多可发病。《诸病源候论·卷十》说:"人感乖戾之气而生病,则病气转相染易,乃至灭门。"疠气致病,既可大面积流行,也可散在发生。

(2)发病急骤,病情危笃:疠气多属热毒之邪,其性疾速暴戾,且常挟毒雾、瘴气等秽浊之邪,故其致病具有发病急骤、来势凶猛、变化多端、病情险恶的特点。常见热盛、扰神、动血、生风、剧烈吐泻等危重症状。《温疫论·杂气论》曾提及某些疫病,"疫气者……为病颇重""缓者朝发夕死,急者顷刻而亡"。足见疠气致病来势凶猛,病情危笃,其死亡率也高。

(3)一气一病,症状相似:疠气致病具有一定的特异性,一种疠气只导致一种特异性的疫病发生,而且其临床表现也基本相似,即所谓"一气一病"。例如痄腮,无论男女,一般都表现为耳下腮部肿胀。说明疠气有一种特异的亲和力,某种疠气可专门侵犯某脏腑、经络或某一部位而发病,所以"众人之病相同"。故《素问·刺法论》说:"五疫之至,皆相染易,无问大小,病状相似。"

3.疠气的形成和疫病流行的因素

(1)气候反常:自然气候的反常变化,如久旱、酷热、水涝、湿雾瘴气等,均可滋生疠气而导致疾病的发生。《证治准绳·伤寒》说:"时气者,乃天疫暴疠之气流行,凡四时之令不正者,乃有此气行也。若人感之,则长幼相似而病,及能传染于人。"

(2)环境污染和饮食不洁:环境卫生不良,如水源、空气污染等,均可滋生疠气。食物污染、饮食不当也可引起疫病发生。如疫毒痢、疫黄等病,多因疠气通过饮食进入人体而发病。不良生活方式也是导致疫病发生的原因之一。

(3)预防隔离措施不当:由于疠气具有强烈的传染性,人触之者皆病。若预防隔离不当,往往会使疫病发生或流行。因此,《疫证集说·防疫刍言》中告诫人们:"凡有疫之家,不得以衣服、饮食、器皿送于无疫之家,而无疫之家亦不得受有疫之家之衣服、饮食、器皿。"

(4)社会因素:社会因素对疠气的发生与疫病的流行也有一定的影响。若战乱不停,或社会动荡不安,或工作环境恶劣,或生活极度贫困,易致疫病发生和流行。《温疫论·伤寒例正误》

说:"夫疫者,感天地之戾气也,……多见于兵凶之岁。"若国家安定,且注意卫生防疫工作,采取一系列积极有效的防疫和治疗措施,疫病即能得到有效的控制。

4.疫气发生的类型及特点

根据瘟疫邪气致病的不同特点,其发病又可分为温疫、寒疫和湿热疫。

(1)温疫:主要表现为高热,自汗而渴,不恶寒,或先憎寒而后发热,后但热而无憎寒,头疼身痛,脉数。其发病多与四时不正之气温热太过有关。《温疫论·温疫初起》曰:"温疫初起,先憎寒而后发热,日后但热而无憎寒也。初得之二三日,其脉不浮不沉而数,昼夜发热,日晡益甚,头疼身痛。"《温病条辨·上焦篇》曰:"温疫者,疠气流行,多兼秽浊,家家如是,若役使然也。"

(2)寒疫:主要表现为憎寒壮热,头痛骨节烦疼,虽发热而不甚渴,或咳嗽气壅,或鼻塞声重。多与气运的寒水太过有关。如《温病条辨·杂说》中说:"寒疫者,究其病状,则憎寒壮热,头痛骨节烦疼,虽发热而不甚渴,……故名曰寒疫耳。盖六气寒水司天在泉,或五运寒水太过之岁,或六气中加临之客气为寒水,不论四时,或有是证。"《松峰说疫·卷之二》说:"寒疫,……系天作之孽,众人所病皆同,……或喘嗽气壅,或鼻塞声重。"

(3)湿热疫:主要表现为始恶寒,后但热不寒,汗出胸痞,苔白或黄,口渴不引饮,身重头痛,目黄,胸满丹疹,泄泻等,多与季节气候的过热挟湿有关。如薛雪《湿热论》说:"湿热症,始恶寒,后但热不寒,汗出胸痞,舌白或黄,口渴不引饮,……身重头痛。"叶天士《医效秘传·卷之一》中说:"时毒疠气,必应司天,癸丑太阴湿土气化运行,后天太阳寒水,湿寒合德,挟中运之火,流行气交,阳光不治,疫气乃行。故凡人之脾胃虚者,乃应其厉气,邪从口鼻皮毛而入。病从湿化者,发热目黄,胸满,丹疹,泄泻。"

上述疫病发作的分类及特点,对于疫病的临床辨证有重要参考价值。

二、内伤性致病因素

内伤性致病因素,是指能直接伤及脏腑气血阴阳而发病的一类致病因素,它是与外感病因相对而言的,具体包括七情内伤、饮食失宜、劳逸失度等。此类病因所致的疾病非由外邪所侵,因病起于内,故其所致疾病称为内伤疾病。

(一)七情内伤

七情,是指喜、怒、忧、思、悲、恐、惊七种正常的情志活动,是机体对外界环境刺激的不同反应,一般不会导致或诱发疾病。七情内伤,是指七情过激引起脏腑精气损伤、功能紊乱,从而导致或诱发多种身心疾病的一类致病因素。

七情致病与否,一方面取决于情志的异常变化是否过于剧烈;另一方面取决于个体情志的适应能力、调节能力的强弱。如当强烈的、持久的、突然的情志刺激,超越了人体适应能力,会损伤脏腑精气,导致功能失调,或当机体脏腑精气虚衰,对情志刺激的适应调节能力低下等,均可导致或诱发疾病的发生。

1.七情内伤的致病基础

情志是以五脏精气为物质基础,受外界环境影响,经五脏气化而表现于外的情感反应。《素问·阴阳应象大论》说:"人有五藏化五气,以生喜怒悲忧恐。"五脏精气的充盛协调,可产生相应的情志活动,如《素问·阴阳应象大论》所说:"肝在志为怒,心在志为喜,脾在志为思,肺在志为忧,肾在志为恐。"若五脏精气或虚,或实,或其功能紊乱,气血运行失常,则可出现情志的异常变化。如《灵枢·本神》说:"肝气虚则恐,实则怒,……心气虚则悲,实则笑不休。"《素问·调经论》说:"血有余则怒,不足则恐。"

2.七情内伤的致病特点

七情内伤致病,除与外界情志刺激的强度、方式等有关外,主要与个体身心的功能状态、防御、调节和适应能力具有密切关系。

七情内伤致病与外感六淫有诸多不同之处。六淫侵入,自口鼻或皮肤而入,发病之初多见表证,而七情内伤则直接影响相应的内脏,使脏腑气机紊乱,气血失调,久而脏腑精气耗伤,导致多种病变的发生。

(1)直接伤及内脏,首伤心神:七情内伤可直接伤及相应的内脏。《素问·阴阳应象大论》说:"怒伤肝""喜伤心""思伤脾""忧伤肺""恐伤肾"。临床不同的情志刺激,可对内脏有不同的影响。然而七情内伤,既可以是一种情志单独伤人,又可以是两种及以上情志交织伤人致病,如忧思、悲忧、郁怒、悲怒、惊喜、惊恐等。数情交织致病,可损伤一个或多个脏腑。如大惊、过喜或猝受惊恐,既可伤心,又可及肾;郁怒太过,既可伤肝,又可影响心脾;忧思过度,既可伤脾,也可影响心肺等脏。

由于人体是一个有机的整体,又因心主血而藏神,为五脏六腑之大主,故情志所伤,多见首先影响心神,然后伤及相应脏腑,导致脏腑精气血阴阳功能失常而发病。《灵枢·口问》说:"心者,五藏六府之大主也,……故悲哀愁忧则心动,心动则五藏六府皆摇。"这里就指出了各种情志刺激均与心有关,心神受伤,可涉及其他脏腑。正如《类经》所云:"故忧动于心则肺应,思动于心则脾应,怒动于心则肝应,恐动于心则肾应,此所以五志唯心所使也。"

此外,情志内伤还可以化火,即"五志化火",久之可致阴虚火旺等证;或导致湿、食、痰诸郁为病。

(2)影响脏腑气机:《素问·举痛论》提出"百病生于气也,怒则气上,喜则气缓,悲则气消,恐则气下,……惊则气乱,……思则气结"。

怒则气上:指暴怒而致肝气疏泄太过,气机上逆,甚则血随气逆,并走于上的病理变化。临床可见头胀头痛,面红目赤,呕血,甚则昏厥猝倒;若兼肝气横逆,可兼见腹痛、腹泻等症。《素问·生气通天论》说:"大怒则形气绝,而血菀于上,使人薄厥。"《素问·举痛论》说:"怒则气逆,甚则呕血及飧泄。"《素问·调经论》说:"血之与气并走于上,则为大厥,厥则暴死,气复反(返)则生,不反则死。"若郁怒则致肝气郁滞,久怒则肝气耗伤。

喜则气缓:指过度喜乐伤心,导致心气涣散不收,甚则心气暴脱或神不守舍的病理变化。临床可见精神不能集中,甚则神志失常、狂乱,或见心气暴脱的大汗淋漓、气息微弱、脉微欲绝等症。故《淮南子·精神训》说:"大喜坠阳。"

悲则气消:指过度悲忧伤肺,导致肺气抑郁及肺气耗伤的病理变化。临床可见意志消沉、精神不振、气短胸闷、乏力懒言等症。《素问·举痛论》说:"悲则心系急,肺布叶举,而上焦不通,荣卫不散,热气在中,故气消矣。"

恐则气下:指过度恐惧伤肾,致肾气失固,气陷于下的病理变化。临床可见二便失禁,甚则骨酸腿软、滑精等症。《灵枢·本神》说:"恐惧而不解则伤精,精伤则骨酸痿厥,精时自下。"

惊则气乱:指猝然受惊伤心肾,导致心神不定,气机逆乱,肾气不固的病理变化。临床可见惊悸不安,慌乱失措,甚则神志错乱,或二便失禁。《素问·举痛论》说:"惊则心无所倚,神无所归,虑无所定,故气乱矣。"

思则气结:指过度思虑伤心脾,导致心脾气机结滞,运化失职的病理变化。临床可见精神萎靡、反应迟钝、不思饮食、腹胀纳呆、便溏等症状。

情志内伤可导致脏腑气机失调,影响脏腑气化,引起精气血津液的代谢失常而引发精神情志病证。

气机郁滞不畅,除可产生血瘀、痰饮、症积、化热化火等病证,还可发为精神情志病证,如郁证、癫、狂等;同时情志刺激也可引发胸痹、真心痛、眩晕、消渴、瘿病、乳癖等疾病,并且其病情也会随其情绪变化而有相应的变化。

(3)数情可交织为病,最易伤及心、肝、脾:七情致病,既可一种情志单独伤人,又可两种及以上情志相兼为病。如忧思伤人,既可伤肺,又可伤心脾;郁怒伤肝,也可伤心脾;卒喜大惊既可伤心,亦可累肾等。情志活动属心神的功能,神的主要物质基础是血,血气充盈且运行畅利,是神志活动正常进行的保障。而心行血、生血,肝藏血、主疏泄,脾为气血生化之源,脾胃为气机升降之枢纽,心、肝、脾三脏在人体生理活动和情志活动中发挥着重要作用。故情志内伤的病证,以心、肝、脾三脏和气血失调为多见。如思虑劳神过度,易损伤心脾,导致心脾气血两虚,出现神志异常和脾失健运等症。郁怒或暴怒伤肝,肝气郁滞或横逆或上逆,可出现肝经气血郁滞的两胁胀痛、刺痛、善叹息,妇女痛经、闭经、症瘕;又可犯及脾胃,出现肝脾不调,肝胃不和;肝气上逆,气迫血升又可见出血等症。

(4)可致病情加重或迅速恶化:情绪积极乐观,当怒则怒,怒而不过,当悲则悲,悲而不甚,有利于病情的好转乃至痊愈。若情志悲观、消沉、失望,或异常波动,则可加重病情,使之迅速恶化甚则死亡。如素有眩晕病史的患者,若遇情志刺激而恼怒,可致肝阳暴张,诱发眩晕,甚至突然昏厥,或口眼喝斜、半身不遂。心病患者,常因情志异常波动使病情加重或迅速恶化,甚则死亡。

(二)饮食失宜

饮食是人体后天生命活动所需营养物质的重要来源,但饮食要有一定的节制。饮食失宜,是指不合理的膳食,主要损伤脾胃运化功能,故而称"饮食内伤"。饮食失宜可分为饮食不节、饮食不洁、饮食偏嗜,可导致脏腑功能失调或正气损伤而发生疾病。在其病理过程中,还可导致食积、聚湿、化热、生痰、气血不足等病变。

1.饮食不节

正常的饮食,应以适度为宜。如过饥过饱,或饥饱无常,则可导致疾病发生。

(1)过饥:过饥,指摄食不足,或饥而不得食,或有意识限制饮食,或因脾胃功能虚弱而纳少,或因七情刺激而不思饮食等。长期摄食不足,营养缺乏,气血生化减少,一方面因气血亏虚而脏腑组织失养,功能活动衰退,全身虚弱;另一方面又因正气不足,抗病力低下,易招致外邪入侵,继发其他疾病。《灵枢·五味》说:"谷不入,半日则气衰,一日则气少矣。"此外,长期摄食过少,胃腑失于水谷濡养,也可损伤胃气而致胃部不适或胃脘疼痛等;如果长期有意抑制食欲,又可发展成厌食等较为顽固的身心疾病。儿童时期,如果饮食过少可致营养不良,影响其正常的生长发育。

(2)过饱:过饱,指饮食超量,或暴饮暴食,或中气虚弱而强食,超过脾胃消化、吸收、运化能力而致病。轻者表现为饮食积滞不化,可见脘腹胀满疼痛,嗳腐吞酸,呕吐泄泻,厌食纳呆等,故《素问·痹论》说:"饮食自倍,肠胃乃伤。"严重者,可因脾胃久伤或营养过剩而发展为消渴、肥胖等。若经常饮食过量或消化不良,还可影响气血流通,使筋脉瘀滞,出现痢疾或痔疮。如《素问·生气通天论》所说"因而饱食,筋脉横解,肠澼为痔""高粱(膏粱)之变,足生大丁(疔)"等。若食积停滞日久,可进一步损伤脾胃功能,还可聚湿、化热、生痰而引起其他病变。

此外,若时饥时饱等,也易损伤脾胃。尤其小儿喂养失当,易致消化不良,食滞日久则可致"疳积",出现手足心热、心烦易哭、脘腹胀满、面黄肌瘦等症。大病初愈,若饮食不当,如暴食、过于滋腻,或过早进补等,可致疾病复发。

2.饮食不洁

饮食不洁是指进食不洁净或有毒的食物而导致疾病的发生。如进食陈腐变质,或被疫毒、寄生虫等污染的食物,造成脾胃功能紊乱、升降失常,出现脘腹疼痛、恶心呕吐、肠鸣腹泻、痢疾或黄疸等。如进食被寄生虫污染的食物,则可导致各种寄生虫病,如蛔虫病、蛲虫病、绦虫病等,常表现为腹痛时作、嗜食异物、面黄肌瘦等。此外,饮食不洁也是肠道寄生虫滋生的必要条件。然而进食被疫毒污染的食物,则可发生某些传染性疾病。轻则脘腹疼痛,呕吐腹泻;重则毒气攻心,神志昏迷,甚至导致死亡。

3.饮食偏嗜

饮食偏嗜是指特别喜好某种性味的食物或专食某类食物而导致某些疾病的发生。如饮食偏寒、偏热,或饮食五味偏嗜,或烟酒成癖等,久之可导致人体阴阳失调,或导致某些营养物质缺乏,从而引起疾病发生。

(1)寒热偏嗜:饮食要求寒温适中。《灵枢·师传》说:"食饮者,热无灼灼,寒无沧沧。寒温中适,故气将持,乃不致邪僻也。"若过分偏嗜寒热饮食,可导致人体阴阳失调而发生某些病变。如偏嗜生冷寒凉之品,则损伤脾胃阳气,导致里寒或寒湿内生,临床可见腹痛、泄泻等;若偏嗜辛温燥热饮食,又可使肠胃积热,出现口臭、腹满疼痛、便秘,或酿成痔疮等。

(2)五味偏嗜:五味不可偏废,且五味与五脏,又各有其一定的亲和性。《素问·至真要大论》说:"夫五味入胃,各归所喜,故酸先入肝,苦先入心,甘先入脾,辛先入肺,咸先入肾。"如果长期嗜好某种性味的食物,就会导致相应之脏的脏气偏盛,功能活动失调而发生多种病变。故《素问·至真要大论》又说:"久而增气,物化之常也。气增而久,夭之由也。"

五味偏嗜,既可引起本脏功能失调,也可因脏气偏盛,以致脏腑之间平衡关系失调而出现他脏的病理改变。《素问·五藏生成》说:"多食咸,则脉凝泣而变色;多食苦,则皮槁而毛拔;多食辛,则筋急而爪枯;多食酸,则肉胝而唇揭;多食甘,则骨痛而发落。"即指五味偏嗜,脏气偏盛而出现的各种的病理变化。

(3)食类偏嗜:若仅食某种或某类食品,或膳食中缺乏某些食物等,久之也可成为某些疾病发生的原因。如过食肥甘厚味,可聚湿生痰、化热,易致肥胖、眩晕、中风、胸痹、消渴等病变;若因偏食而致某些营养物质缺乏,也可发生多种病变,如瘿瘤(碘缺乏)、佝偻病(钙、磷代谢障碍)、夜盲症(维生素 A 缺乏)等。

此外,烟酒偏嗜也是常见的一种内伤性致病因素。

烟酒偏嗜是指长期过量地饮酒、抽烟。嗜酒成癖可对人体所有脏腑皆产生较大的危害,大量饮酒日久易聚湿、生痰而致病,甚至变生癥积。嗜酒过度可引起内生湿热,伤及脾胃,横逆影响肝胆。烟草为辛温有毒之品,若用之得当,可以当作药用。长期过量抽烟,成瘾成癖,则易耗肺伤津,遂出现口干喜饮,吞咽困难,甚则出现干呕呃逆等症。另外,过量吸烟还可以引起头痛、失眠等神志欠佳的症状。

（三）劳逸失度

合理调节劳逸是保证人体健康的必要条件。如果劳逸失度,或长时间过于劳累,或过于安逸,都不利于健康,可导致脏腑经络及精气血津液神的失常而引起疾病发生。因此,劳逸失度也是内伤病的主要致病因素之一。

1.过劳

过劳即过度劳累,也称劳倦所伤。过劳包括劳力过度、劳神过度和房劳过度三个方面。

（1）劳力过度:劳力过度,又称"形劳",指较长时间繁重的体力劳作,积劳成疾,或病后体虚,勉强劳作;或突然用力过度与不当而造成持重努伤。

劳力太过而致病,其病变特点主要表现在两个方面:一是过度劳力而耗气,损伤内脏精气,导致脏气虚少,功能减退。由于肺为气之主,脾为生气之源,故劳力太过尤易耗伤肺脾之气,常见少气懒言、体倦神疲、喘息汗出等症。《素问·举痛论》说:"劳则气耗。"二是过度劳力而致形体损伤,即劳伤筋骨。体力劳动,主要是筋骨、关节、肌肉的运动。如果长时间用力太过,则易致形体组织损伤,出现肢体的肿痛、功能受限等。如《素问·宣明五气》说:"久立伤骨,久行伤筋。"若突然用力过度与不当造成持重努伤,一则致气耗,而见气短乏力之症,同时可因局部瘀血阻滞而出现疼痛等。

（2）劳神过度:劳神过度,又称"心劳",指长期用脑过度,思虑劳神而积劳成疾。由于心藏神、脾主思,血是神志活动的主要物质基础,故劳神过度,思虑无穷,则易耗伤心血、损伤脾气,以致心神失养,神志不宁而心悸、头晕、健忘、失眠多梦和脾失健运而纳少、腹胀、便溏、消瘦等。同时,劳神过度精血耗伤,往往可见心肝血虚或心肾不交等病理变化。

（3）房劳过度:房劳过度,又称"肾劳",指房事太过,或手淫恶习,或妇女早孕、多育等,耗伤肾精、肾气而致病。由于肾藏精,为封藏之本,肾精不宜过度耗泄。若房事不节则肾精、肾气耗伤,常见腰膝酸软、眩晕耳鸣、精神萎靡、性功能减退、阳痿、早泄或不孕不育等。《素问·生气通天论》说:"因而强力,肾气乃伤,高骨乃坏。"妇女早孕多育,亏耗精血,累及冲任及胞宫,易致月经失调、带下过多等妇科疾病。此外,房劳过度也是导致早衰的重要原因。

2.过逸

过逸即过度安逸,包括体力过逸和脑力过逸等。

若较长时间少动安闲,或卧床过久,或长期用脑过少等,人体脏腑经络及精气血神就会失调,进而导致病理变化。

过度安逸致病,其特点主要表现在三个方面:一是安逸少动,气机不畅。若长期运动减少,人体气机失畅,可致脾胃等脏腑的功能活动呆滞不振,而见食少、胸闷、腹胀、肢困、肌肉软弱或虚胖等。久则进一步影响血液运行和津液代谢,形成气滞血瘀、水湿痰饮内生等病变。二是阳气不振,正气虚弱。过度安逸,或长期卧床,阳气失于振奋,以致脏腑组织功能减退,正气不足,抵抗力下降,常见动则心悸、气喘、汗出等,或抗邪无力,易感外邪致病。如《素问·宣明五气》说:"久卧伤气,久坐伤肉。"三是长期用脑过少,加之阳气不振,可致神气衰弱,常见精神抑郁、萎靡、健忘、反应迟钝等。

此外,作息无常,起居如惊,也可致脏腑气机紊乱,气血运行失常而引发多种身心疾病。

(四)禀赋异常

禀赋异常,即人出生以前已经显现或潜伏着的一类致病因素。其包括禀赋不足和缺失,能引发某些遗传或先天疾病。

1.禀赋不足

禀赋不足,指小儿禀受父母的精气不足,致使精气血虚弱,发育障碍、不良或畸形。因禀赋不足所致之病证,称为胎弱,又称胎怯、胎瘦。

禀赋不足的主要原因为五脏精气血阴阳不足。胎儿禀赋的强弱主要取决于父母的体质。胎儿在母体能否正常生长发育,除与禀受于父母的精气有关外,还与母体的营养状态密切相关。如母体之五脏精气血阴阳亏虚,必然会导致胎儿精气血阴阳的不足,而出现五脏系统的病变。胎弱的表现是多方面的,如禀肺精气不足,则皮肤脆薄、毛发不生;禀心精气不足,则血不荣色、面无华彩;禀脾精气不足,则肌肉不生、面黄肌瘦、四肢乏力;禀肝精气不足,则筋软无力、筋骨不利;禀肾精气不足,则骨节软弱、久不能行、腰膝酸软,以及五迟、五软、解颅等病证。禀受阳气不足,则形寒肢冷;禀受阴气不足,则形瘦低热等。

2.禀赋缺失

禀赋缺失,指小儿禀受父母的精气偏颇或不足,致使出生时即存在的某脏器组织的缺失(如独肾、单耳等);或各种形态和结构异常,可以是某一脏器、脏器的一个部分或人体较大区域的异常。

这种异常可以是单个孤立性或多发性,主要有:①畸形,也称原发性缺陷,如兔唇、无脑儿和桡骨不发育。②变形,如畸形足、斜颈和斜头畸形。③发育中断,由于外来干预,使原先正常发育的过程受到破坏导致结构缺陷,如羊膜系带勒断正常的指(趾)。

禀赋异常所导致的疾病也是可以防治的。对这类疾病,除早期诊治外,早期预防更加重要。注意孕期保健,对保证胎儿正常生长发育、避免发生某些疾病,是非常重要的。

第二节　病机的辨证应用

一、邪正盛衰

邪正盛衰,是指在疾病发生、发展过程中,机体的抗病能力,即正气与致病邪气之间相互斗争所发生的盛衰变化。邪气侵犯人体,一方面邪气损害人体的正气,破坏人体健康;另一方面正气奋起抗邪,驱除邪气。因此,正邪双方斗争的结果不仅直接关系着疾病的发展变化,而且还决定着病证的虚实变化,并影响疾病的转归。

（一）邪正盛衰与病机的虚实变化

《素问·通评虚实论》说:"邪气盛则实,精气夺则虚。"指出了实与虚病机的实质。在疾病发生、发展的过程中,患病机体正气与邪气之间斗争所形成的盛衰变化,可以直接影响病机的虚实变化。

1.实的病机

实,主要指邪气亢盛,是以邪气亢盛为矛盾主要方面的一种病机变化。

病机特点:实的病机为邪气亢盛,正气未衰。也就是说致病邪气与机体正气都比较强盛,致病邪气欲侵入人体致病,但正气旺盛,因而能与之积极抗争。故正邪相搏,斗争剧烈,病理反应十分明显,在临床上表现为一系列病理反应比较剧烈的证候表现,从而形成多种多样的实性病机变化。实的病机多由外感六淫病邪侵袭,或痰、食、水、血等滞留于体内所致。

病机表现:由于实的病机特点为邪气亢盛、正气不虚,所以实证多出现在外感病的初、中期,或者在正气不虚的前提下出现有形的病理产物积聚体内的病证。总之,实证多见于各种邪气引起的急性病证的早期,属于体质壮实者。临床可见壮热、狂躁、声高气粗、腹痛拒按、二便不通、脉实有力等症状。

2.虚的病机

虚,主要指正气亏虚,是以正气亏虚为矛盾主要方面的一种病机变化。

病机特点:虚的病机为正气亏虚,邪气也不明显。由于正气不足,抗病能力低下,但邪气不明显,因而两者不会发生剧烈斗争的情况,难有剧烈的病理反应。临床上出现一系列虚弱、衰退、不足的证候。虚的病机多由先天禀赋不足、素体虚弱,或久病重病,或大汗、严重吐下、大出血等损伤人体正气而引起。

病机表现:由于虚的病机特点是以正气亏虚为主,邪气不明显,所以多见疾病后期及身体素来虚弱和多种慢性病证患者。临床可见身体瘦弱、神疲体倦、面容憔悴、声低气微、自汗遗尿,或五心烦热,或畏寒肢冷、脉虚无力等症状。

3.虚实变化

邪正斗争的消长盛衰,不仅可以产生单纯的虚、实病机变化,而且在急性病的后期,或在长期慢性病的过程中,或复杂的疾病发展过程中,还可以产生多种虚实错杂,以及虚实真假等病机变化。

（1）虚实错杂:指邪正斗争,其盛衰同时存在的病机变化。因此,临床上表现为虚与实同时兼杂并见的虚实错杂病机与病证。根据虚实的主次不同,一般分为实中夹虚和虚中夹实两类。

实中夹虚:指以邪实为主,正气虚损为次的病机变化。患者邪气亢盛为主,在疾病发展过程中兼有正气损伤。如外感热病的发展过程中,由于邪热炽盛,伤津耗气,从而形成热盛而气津两伤之证。临床表现既有外感病实热炽盛的壮热、面赤、便秘、舌红、脉数有力的邪实见症;又兼见口干舌燥、大渴引饮及倦怠乏力等津伤气虚的表现。

虚中夹实:指以正虚为主,邪实为次的病机变化。多由于正虚而致体内某些病理产物如痰饮、水湿、瘀血等积聚而形成。如脾阳不振、运化失职所致的水肿,既有脾虚不运的神疲纳差、食后腹胀、四肢不温等症状,又有水湿内停、发为浮肿等表现。

由于病邪所在的部位以及正气亏损的程度不同,其病机还可以分为表虚里实、表实里虚、上实下虚、上虚下实等不同类型。

（2）虚实转化：指在疾病过程中，由于实邪久留而损伤正气，或正气不足而致实邪积聚，导致疾病病机性质由实转虚或因虚致实的变化。

（3）虚实真假：在疾病复杂或病情比较严重的情况下，疾病会出现临床现象与本质不完全一致的特殊情况，即其症状表现与疾病本质不符合的假象。这些假象不能真正反映病机的虚实，因而又有"至虚有盛候"的真虚假实和"大实有羸状"的真实假虚等病机病症的产生。

真虚假实：主要指"虚"是病机的本质，而"实"则是表面之假象。真虚假实，多由正气虚弱、脏腑气血不足、功能减退、运化无力所致。由于"虚"是本质，故可见纳食减少、疲乏无力、舌胖嫩而苔润、脉虚而细弱等正气虚弱症状。同时亦可见腹胀满（但有时和缓轻减，非实性腹胀满之持续不减）、腹痛（但喜按，而非腹痛拒按）等假实之象。此即《景岳全书》中的"至虚之病，反见盛候"。

真实假虚：主要指"实"是病机本质，而"虚"则是表面之假象。多由于热结肠胃，或痰食壅滞，或湿热内蕴及大积大聚等实邪结聚，阻滞经络，致使气血不能畅达于外所致。如热结肠胃之里热炽盛病证，一方面可见大便秘结、腹满硬痛拒按、潮热、谵语等实邪表现，有时又可出现精神萎靡、不欲多言（但语声高亢、气粗）、肢体倦怠（但稍运动则舒）、大便不利（然得泻反而畅快）等假虚之象。此即《景岳全书》中的"大实之病，反见羸状"。

总之，在临床处理各种疾病时，务必仔细分析病机，要透过现象看本质。深入研究邪正盛衰反映的虚实病机变化，进而了解病变发展过程的本质。

（二）邪正盛衰与病机转化

在疾病发生发展的变化过程中，由于正邪相互斗争，从而使双方力量对比不断产生消长盛衰变化。因此，疾病的演变与发展直接受到邪正盛衰的影响。

1.正胜邪退

正胜邪退，指在疾病过程中正气日趋强盛或战胜邪气，邪气日益衰减或被驱除，阴阳恢复平衡；疾病的发展向好转或痊愈方向发展的病理过程。

其机制是机体的正气相对旺盛，抗御邪气的能力较强，病邪对机体的损害得到有效控制。精气血津液等被耗伤的物质逐渐得到充实，受损伤的脏腑组织得到有效修复，脏腑功能恢复正常。例如：风寒表证，邪气从皮毛和口鼻侵入人体，使机体出现恶寒发热、鼻塞无汗、流清涕、咳嗽、喷嚏、头身疼痛等症。这属于肺卫不宣，病邪尚在肌表，此时给予正确地解表宣肺发汗的治疗，则病邪驱除，正气修复，疾病也就痊愈。

2.邪胜正衰

邪盛正衰，指邪气亢盛，正气虚弱，抗邪无力，疾病趋向恶化，甚至向死亡方向发展的病理过程。

其机制是机体正气虚弱，抗邪无力；或机体内的邪气过于强盛，严重损伤机体正气，耗伤精、气、血、津液等物质，以致机体抗邪能力日渐低下，不能有效抗御邪气，使机体受到的损害日渐加重。例如在外感热病的发展过程中"亡阴""亡阳"等证候的出现，即是正不胜邪、邪盛正衰的典型病理表现。

3.邪去正虚

邪去正虚,指邪气已被驱除,正气耗伤有待恢复的病理过程。

其机制是疾病发展过程中,邪正斗争剧烈,邪气虽被驱除,但正气也明显耗伤;或由于治疗方法过于峻猛,邪气虽然被驱除,但正气受到比较大的伤害,多见于重病恢复期。在这种情况下,机体脏腑组织的病理性损害需要一段时间的调养才能逐渐修复。此时若调养不当,或重新感染邪气,也可以使疾病复发;亦有因正气素虚,又患疾病,而病后虚弱更甚者。

4.正邪相持

正邪相持,指正气不甚虚弱,而邪气亦不太强,双方势均力敌,致使疾病处于迁延状态的一种病理过程。

其机制是疾病发展过程中,正邪双方力量强弱相差不多、难分胜负。此时如能正确、积极救治,有利于转向正胜邪退的病理变化。

5.正虚邪恋

正虚邪恋,指正气大虚,余邪未尽,疾病缠绵难愈的病理过程。

其机制是正气大虚,一时无力将余邪祛除,邪气留恋。多见于较重疾病的后期,或由急性病程转为慢性病程而经久不愈。

6.邪去正气不复

邪去正气不复指急性疾病中,邪气退却,但机体某些功能被邪气损伤后难以恢复的病理过程。

其机制是邪正斗争中,邪气虽已驱除,但机体某些功能被邪气损伤后不得恢复。如急性中风,经抢救治疗后,遗留某些肢体功能障碍。

二、阴阳失调

阴阳失调,即是对阴阳失去平衡协调病机变化的简称,是指机体在疾病的发生发展过程中,由于受到各种致病因素的影响,导致阴阳双方失去相对平衡,从而形成偏盛偏衰,或互损,或格拒,或亡失的病机变化。阴阳双方动态平衡,是机体进行正常生命活动的基本条件。因此,阴阳失调又是脏腑、经络、气血、营卫等相互关系失去协调,以及表里出入、上下升降等气机失常的概括。

(一)阴阳偏盛

阴阳偏盛,是指阴阳一方亢盛,另一方不衰,出现"邪气盛则实"的病机变化,其临床表现有寒热(或实寒,或实热)的特点,即"阳胜则热,阴胜则寒"。

由于阴阳相互制约,阳长则阴消,阴长则阳消。所以,阳盛必然会耗阴,从而导致阴液不足;阴盛也必然损阳,从而导致阳气虚损。故《素问·阴阳应象大论》说"阳胜则阴病,阴胜则阳病",即指出了阴阳亢盛病机发展的必然趋势或结果。

1.阳偏盛

阳偏盛,即阳胜,指在疾病过程中出现阳盛而功能亢奋,机体对致病因素的反应性增强,阳热过剩的病机变化。

病机特点:阳邪亢盛而人体正气的阴液未虚(或亏损不甚)。阳胜病机的形成,多由于感受温邪、阳邪;或外感阴邪入里化热;或五志化火;或邪郁化火(如气、痰、瘀血、食积)等。

病机表现:常以热、动、燥为其特点,易于出现化热、化火的病理反应。常见壮热气粗、心烦,甚至神昏、渴欲冷饮、面红目赤、四肢躁扰不宁、尿黄便干、舌红苔黄、脉洪数等症状。

"阳胜则阴病",由于阴阳相互制约和斗争,阳热亢盛,必然损伤阴液。一般情况下,阳亢盛的病变必然会导致不同程度的阴液损伤,出现口舌干燥、小便短少等伤阴的表现。但病机的主要矛盾方面仍然是以阳盛为主的实热。如果病情进一步发展,阴相对不足转变为绝对亏虚,产生肌肉消瘦、口干咽燥、小便短少、大便干硬等阴液不足的临床表现,疾病由实转虚而发展为虚热。

2.阴偏盛

阴偏盛,即阴胜,指在疾病过程中,出现阴寒偏盛,功能障碍,产热不足,以及阴寒性病理代谢产物积聚的病机变化。

病机特点:阴邪亢盛而人体正气的阳气未虚,或阳气虚损不甚。阴胜病机的形成,多由于外感寒湿阴邪;或过食生冷,寒滞中阳;或因素体阳虚,无力温化阴寒,寒湿内聚,从而导致的阴寒内盛。前者单为实邪,后者则为虚实夹杂等。

病机表现:常以寒、静、湿为其特点,易于导致脏腑组织功能抑制或障碍,温煦气化作用不足的病理反应。常见形寒战栗、面白肢冷、脘腹冷痛、大便溏泻、舌淡苔白腻、脉紧等症状。

"阴胜则阳病",由于阴阳相互制约和斗争,阴邪偏盛,必然损伤阳气。一般情况下,阴偏盛会导致不同程度的阳气损伤,使机体出现面白肢冷等寒盛伤阳的表现,但其主要矛盾仍然是以阴寒偏盛为主的实寒。如果病情进一步发展,机体的阳气会严重受损,此时由原来阳相对不足转变为绝对亏虚,表现出精神萎靡、面白肢冷、小便清长、大便溏薄等阳气亏虚为主的临床表现,疾病由实转虚而发展为虚寒。

(二)阴阳偏衰

阴阳偏衰,是指机体的阴精或阳气亏虚所引起的病机变化,属于"精气夺则虚"的虚证。它既包括了在疾病发展过程中,邪正之间的斗争导致的机体中属于阴的精、血、津液等物质基础的不足,也涵盖了脏腑、经络等生理功能减退或衰弱。其特点为阴或阳一方偏衰不足,导致另一方相对偏盛,从而形成"阳虚则寒"的虚寒证,或"阴虚则热"的虚热证。

1.阳偏衰

阳偏衰即阳虚,指机体阳气虚损,脏腑功能减退,对致病因素的反应降低,温煦作用下降而产热不足的病机变化。

病机特点:多表现为阳虚不能制阴,阴寒相对偏盛。阳虚病机的形成原因,多由于先天禀赋不足,或后天失于调养,或饮食营养不良,或劳累过度,或大病久病损伤阳气等所致。

病机表现:以虚、寒、润为其特点。阳虚则寒,阳气偏衰不能制阴,温煦功能减退,人体产热不足;其推动作用下降,则脏腑功能低下,使血与津液的运行迟缓,水液不化而湿浊留滞,形成阳虚阴寒内盛的病机。常见畏寒肢冷、四肢不温、面色㿠白、口淡不渴、精神不振、喜静蜷卧、舌淡脉弱等症状;或见阴寒性病理产物积聚,如痰饮、水湿等症状。

阳偏衰可以涉及五脏,但以脾肾阳虚为多见。由于肾阳是全身阳气的根本,所以肾阳虚衰在阳偏衰的病机中占据着极其重要的地位。

阳虚则寒与阴胜则寒,尽管病机上有一定联系,但病机特点各不相同。前者是以阳虚为主的虚寒;后者是阴盛为主的实寒。

2.阴偏衰

阴偏衰,即阴虚,指机体精、血、津液等物质不足,对机体滋润、濡养和宁静功能减退,导致阳热相对偏亢,功能出现虚性亢奋的病机变化。

病机特点:多表现为阴虚不能制阳,阳相对偏盛。阴虚病机的形成,常见于素体阴虚,或外感阳热邪气、邪退阴伤,或五志过极化火伤阴,或久病耗伤阴液,或津液、血液流失过多,或过食辛温燥热之品,日久伤阴等。

病机表现:常以虚、热、燥为其特点。由于阴液不足,不能制约阳气,从而形成阴虚内热、阴虚火旺和阴虚阳亢等多种表现。常见形体消瘦、潮热、盗汗、心烦失眠、口干咽燥、两颧潮红、小便短少、大便干硬等症状。

阴偏衰可以涉及五脏,但一般以肺、肝、肾之阴虚为主,以肾阴虚尤为关键。因为肾阴为五脏六腑阴液的根本,肾阴亏虚常常可以导致其他四脏的阴液不足,所以肾阴亏损在阴偏衰的病机中占有十分重要的地位。其他脏腑之阴虚久延不愈,最终亦多累及肺肾或肝肾,所以临床上以肺肾阴虚或肝肾阴虚证候为多见。

阴虚则热与阳盛则热,虽然病机上有一定联系,但两者病机特点各不相同。前者是以阴虚为主的虚热,后者是以阳盛为主的实热。

（三）阴阳互损

阴阳互损,是指阴或阳任何一方虚损到一定程度,而影响到另一方,形成阴阳两虚的病机。阴阳互损的病机是建立在阴阳互根互用基础上的,包括阴损及阳和阳损及阴两种情况。由于肾藏精气,内寓真阴真阳,为全身阴液阳气的根本,因而阴阳互损多在损及肾的精气及肾本身阴阳失调的情况下,表现为阴损及阳和阳损及阴两种病理状态。

1.阴损及阳

阴损及阳,是指在阴虚的基础上,又导致阳虚,形成以阴虚为主的阴阳两虚病机变化。

病机特点:在阴偏衰的病机基础上,又出现阳气亏虚,形成以阴虚为主的阴阳两虚病机。

阴损及阳病机的形成,多由于阴液持续亏损消耗,以及遗精、盗汗、失血等慢性消耗性病证发展而成。因"无阴则阳无以化",继而累及阳气生化不足,或者阳气无所依附而耗散所致。例如肝阳上亢,其病机本为水不涵木的阴虚阳亢,但随着病情的发展,若进一步损伤肾中精气,累及肾阳,继而出现畏寒肢冷、面色㿠白等阳虚症状,转化为阴损及阳的阴阳两虚。

阴损及阳的病机关键仍然以阴液不足为前提。正如《理虚元鉴·理虚二统》所云:"阴虚之久者阳亦虚,终是阴虚为本。"但阴伤累及于阳,则为阴阳两虚。

2.阳损及阴

阳损及阴,是指在阳虚的基础上,继而导致阴虚,形成以阳虚为主的阴阳两虚病机变化。

病机特点:在阳偏衰的病机基础上,又出现阴液不足,从而形成以阳虚为主的阴阳两虚病机。

阳损及阴病机的形成,多由于肾阳亏虚、精关不固、失精耗液,或气虚血亏,或阳虚自汗、伤津耗液等,因"无阳者阴无以生",进一步导致阴液的生成减少。如水肿一证,其病机为阳气不足,气化失职,津液代谢障碍,导致水液停聚局部。但随着病情的发展,有可能因为机体阴液久无阳气的化生而生成减少,或治疗时过用通阳利水之法,以致阴液日渐亏损,从而在阳虚的基础上出现日益消瘦、烦躁不安、筋脉拘急等阴虚的症状,即发展为阳损及阴的阴阳两虚。

阳损及阴病机的关键仍然以阳气亏损为前提。正如《理虚元鉴·理虚二统》所言:"阳虚久者阴亦虚,终是阳虚为本。"但阳伤累及于阴,成为阴阳两虚。

（四）阴阳格拒

阴阳格拒,是阴阳失调病机中比较特殊的一类病机,包括阴盛格阳和阳盛格阴两方面。主要用于分析病变本质与现象不完全一致,出现假象而较为复杂的病情。这一病机的形成主要是由于某些原因引起阴或阳某一方偏盛至极而壅盛阻遏于内,将另一方格拒、排斥于外,迫使阴阳之间不相维系,从而出现真寒假热、真热假寒的病机变化。

1.阴盛格阳

阴盛格阳(含戴阳),简称格阳,指阴寒之邪壅盛于内,逼迫阳气浮越于外,使阴阳双方不相维系,相互格拒而出现内真寒外假热的病机变化。

病机特点:阴寒内盛,阳气浮越于外,阴阳之间不相维系出现真寒假热的病理变化。阴盛格阳病机的形成,多由久病阳衰阴盛,或阴寒之邪伤阳所致。多见于虚寒性疾病发展至严重阶段。

病机表现:因其本质是阴寒内盛,所以除可见四肢厥逆、精神萎靡不振、畏寒蜷卧、下利清谷、小便清长等虚寒症状外,又可见阳浮于外之症,如身热反不恶寒(但欲盖衣被)、面颊泛红等假热之象。可以看出,身热面红,似是热盛之证,但只要与四肢厥逆、下利清谷、脉微欲绝并见,则就是真寒假热之征。诚如《医宗金鉴·伤寒心法要诀》所云:"阴气太盛,阳气不得相营也。不相营者,不相入也,则格阳于外,故曰阴盛格阳也。"

所谓戴阳,即阴阳上下格拒,系指下元虚寒,真阳浮越于上之病理状态。临床上多见下真寒上假热之象,如腰膝酸冷、面赤如妆等,即是阴寒内盛格阳于头面所致。实际上,疾病发展到阴阳格拒的严重阶段,格阳证与戴阳证常同时出现,只是证候名称不同而已。

2.阳盛格阴

阳盛格阴,简称格阴,指阳热邪气极盛,阳气被郁,深伏于里,将阴气排斥于外,使阴阳之气不相交通顺接,相互格拒而出现内真热外假寒的病机变化。

病机特点:阳热内盛,郁而深伏于里,不得外达四肢,使阴阳之气不相交通,相互格拒而出现真热假寒的病理变化。

病机表现:因其本质是阳热内盛,所以除可见壮热面赤、胸腹灼热、声高气粗、心烦不安、渴喜冷饮、小便短赤、大便秘结等一派阳热亢盛之象,随着病势的加重,还可突然出现面色苍白、四肢厥冷、脉象沉伏等症状。而且内热越盛,肢冷越重,即所谓"热深厥亦深"。后者看似寒象,实属热极似寒、阳证似阴的真热假寒。所以《医宗金鉴·伤寒心法要诀》指出:"阳气太盛,不得相荣也。不相荣者,不相入也。既不相入,则格阴于外,故曰阳盛格阴也。"

（五）阴阳亡失

阴阳亡失,是指机体内阴液或阳气突然大量亡失,导致全身功能严重衰竭而生命垂危的病机变化,包括亡阳、亡阴两类。

1.亡阳

亡阳,是指在疾病发展过程中,机体的阳气突然发生大量脱失,导致全身功能活动严重衰竭的一种病机变化。

病机特点:阳气突然大量脱失。其形成的原因多是邪气过盛,正不胜邪,阳气突然脱失;或素体阳虚,正气不足,因过度疲劳,消耗阳气过多;或过用汗、吐、下法,以致阳气随阴液而外泄;或慢性消耗性疾病,长期大量耗散阳气。

病机表现:因其本质是阳气脱失,温煦、推动、固摄等功能下降,所以亡阳常见有神情淡漠,甚则昏迷、大汗淋漓、汗冷清稀、面色苍白、四肢厥冷、蜷卧神疲、脉微欲绝等危重症状。

2.亡阴

亡阴,是指在疾病发展过程中,机体阴液突然大量亡失,从而导致全身功能活动突然严重衰竭的一种病机变化。

病机特点:阴液突然大量脱失。其形成的原因多是热邪炽盛,正不胜邪;或邪热久留,大量煎灼阴液;或大汗、大泻、大吐直接消耗大量阴液;或因久病,长期损伤阴液,阴液日渐消耗等。

病机表现:因其本质是阴液突然大量脱失,阴液宁静、滋润、内守等功能下降,所以亡阴常见有大汗不止、汗热黏稠、烦躁不安、气喘口渴、四肢温和,或昏迷谵妄、身体干瘪、皮肤皱褶、目眶深陷、脉象躁疾等病情垂危的症状。

亡阳与亡阴,在病机和临床表现等方面虽然有所不同,但也有以下三点共同之处。

一是亡阳与亡阴都属于功能衰竭。亡阳是机体属于阳的功能衰竭,如温煦、推动、兴奋、卫外功能的衰竭;亡阴则是机体属于阴的功能如宁静、滋润、内守等功能的衰竭。所以临床治疗时,要用鼓舞功能的药物。亡阳用温阳药,亡阴用养阴药,以分别鼓舞即将衰亡的阴精与阳气的功能。

二是亡阳与亡阴都和气的耗损密切相关。阴与阳这两种功能,都是在气的推动下进行的,随着气的耗损,以至消耗殆尽,这两种功能都可能衰竭。当然,亡阴与亡阳的形成还有其他因素,但气的耗损则是其关键。加之有形之血难以速生,无形之气所当急固,所以在亡阳、亡阴病变的临床救治中,都要用大剂量的补气药,使气逐渐旺盛,以推动阴阳两类功能恢复正常。

三是大汗不止,可使亡阴与亡阳愈来愈恶化。亡阴患者"内守"的功能衰竭,则汗出不止;亡阳患者的"卫外"功能衰竭,则大汗淋漓。正是由于大汗不止,津液不停地大量外泄,气随津脱,津与气越来越亏损,阴与阳的物质基础愈来愈少,则病情会迅速恶化。故临床治疗亡阴、亡阳时,必须重用固摄药,以阻止气与津的继续丢失。应当指出,亡阴、亡阳病证,若能及时补气、固摄,加上温阳或滋阴,在当前的医疗条件下,多数是可以转危为安的。

亡阴与亡阳,在病机和临床征象等方面虽然有所不同,但由于机体的阴和阳存在着互根互用的关系,阴亡则阳气无所依附而散越,阳亡则阴液无以固摄而耗脱。所以,亡阴可以迅速导致亡阳,亡阳亦可迅速导致亡阴,最终导致"阴阳离决",生命活动终止。

另外,阴阳失调也包括阴阳转化,即在一定条件下,疾病的病理性质向相反方向转化,由阳转化为阴或由阴转化为阳。

阴阳失调的病机,是以阴阳的属性,阴和阳之间所存在的相互制约、相互消长、互根互用以及相互转化的原理,来解释、分析在疾病过程中形成的阴阳盛衰、阳阳互损、阴阳格拒、阴阳亡失等病机的概念和阴阳盛衰与寒热变化等主要内容,强调阴阳的盛和衰之间,亡阴和亡阳之间,都存在着内在的密切联系。也就是说,阴阳失调的各类病机并不是固定不变的,而是随着病程的长短、病情的进退和邪正斗争产生的盛衰变化而变化,因此,必须随时观察和掌握阴阳失调病机的不同变化,方能把握住疾病发生发展的本质。

第三章 中医防治原则的综合应用

预防与治则是中医学理论体系中不可分割的重要组成部分,两者密不可分。在防治关系中,防重于治、防治结合是中医防治学的重要特色。未病之前,防止疾病发生;既病之后,根据疾病的先后主次、轻重缓急确定相应的治疗原则,以防止疾病发展,是中医学处理防病与治病关系的核心思想。

预防,是指采取一定的措施,防止疾病的发生与发展。即《内经》提出的"治未病"思想,该思想倡导预防疾病、早期治疗、防止传变。它包括未病先防和既病防变两个方面。

治则,是治疗疾病的原则,对治疗思路与方案的确立和治疗方法与措施的选择具有指导作用。本章所论治则主要包括治病求本(正治与反治、治标与治本)、扶正祛邪、调整阴阳、调和气血、调整脏腑、调摄精神、三因制宜等基本原则。

第一节 未病先防

未病先防,是指在疾病未发生之前,采取各种措施,以防止疾病的发生。这是中医防重于治的预防医学思想的重要体现。

中医学的预防思想源远流长。《内经》开创了中医"预防为主"思想的先河,首次明确提出"治未病"观点。

疾病的发生,关系到邪、正两个方面。正气不足是疾病发生的内在原因,邪气侵袭是疾病发生的重要条件。邪正的盛衰变化决定疾病发生、发展和变化的全过程。因此,必须从提高正气抗邪能力和防止病邪侵袭两方面入手,阻止疾病的发生。

一、提高正气抗邪能力

正气的强弱取决于人体脏腑经络对精、气、血、津液、神的生成和作用发挥的调节,对机体内外环境的协调和控制能力。一般来说,体质壮实者,正气充盛,调控能力强,发病就少;体质虚弱者,正气不足,调控能力弱,则易被邪伤。因此,加强脏腑经络的调控能力,增强体质,是提高正气抗邪能力的关键。调摄精神、加强锻炼、科学合理的生活、起居规律、药物预防及人工免疫等,是提高正气抗邪能力的主要方法。

1.调摄精神

人的精神情志活动以精、气、血、津液作为物质基础,依赖于正常的脏腑功能活动。因此,人的精神情志活动与精、气、血、津液和脏腑功能活动密切相关。心情舒畅、精神愉快,则气机调畅、气血和平、脏腑功能旺盛、抗病能力增强,对预防疾病的发生有积极的意义。若突然、强烈、长期的精神刺激超过了人体正常调节范围,则人体会气机逆乱、气血阴阳失调、脏腑功能紊乱。如怒伤肝而气上,喜伤心而气缓,悲伤肺而气消,思伤脾而气结,恐伤肾而气下,终致正气内虚而致病。《素问·上古天真论》说:"恬淡虚无,真气从之,精神内守,病安从来。"所以,通过采取调摄精神,保持乐观的态度、豁达的胸怀、良好的心态,以及通过营造优美的自然环境、和睦的人际关系等方法避免外界环境的不良刺激,可以增强正气抗病能力,预防疾病。

2.加强锻炼

生命在于运动。锻炼身体,可以疏通气血,使人体气机调畅、血脉流通、筋骨肌肉壮实,从而能增强体质,提高机体抗邪能力,减少或防止疾病的发生。如汉代医家华佗创造的"五禽戏"健身运动(即模仿虎、鹿、熊、猿、鸟五种动物的动作来锻炼身体),后世的太极拳、八段锦、易筋经等多种健身方法,不仅能提高脏腑经络的调控能力、增强体质、预防疾病的发生,而且还能对多种慢性病发挥一定的治疗作用。

3.顺应自然,起居有常

人体是一个有机整体,人与自然、社会也构成了协调统一体。自然界的变化必然影响人体,使之发生相应的生理和病理反应。顺应自然变化的规律,适宜地安排作息时间,是保证健康、预防疾病的重要方法。人们只有顺应自然变化的规律,能动地调节衣食起居,才能达到摄生防病的目的。《素问·四气调神大论》中还提出了具体方法,"春夏养阳,秋冬养阴"。根据四时气候的变化安排作息时间,养成定时起居的良好习惯,有益于提高抗病能力。

4.药物预防及人工免疫

服用某些药物,提高人体抗邪能力,预防疾病的发生,是未病先防的一项重要措施,尤其在预防疫病流行方面更有意义。古今医家对此积累了许多行之有效的方法,如《素问·刺法论》有"小金丹,……服十粒,无疫干也"的记载。16世纪,我国发明的人痘接种法预防天花,开创了"人工免疫法"的先河,为后世预防免疫学的发展做出了极大的贡献。近年来,运用中草药预防疾病,越来越受到医学界的关注,如用贯众、板蓝根或大青叶预防流感、腮腺炎,用茵陈、栀子等预防肝炎,用马齿苋预防菌痢,等等,均取得了较好的效果。

二、防止病邪侵袭

邪气侵袭是疾病发生的重要条件。在某些特殊情况下,亢盛的邪气可以起着主导作用。虽然提高正气的抗邪能力是未病先防的上乘之策,但是防止病邪的侵袭也是阻止疾病发生的不可缺少的手段。避其邪气是防止病邪侵袭的重要方法。这里的邪气,既指病因中所述的各种致病因素,又特指引起疫病的疠气以及各类外伤。只要做到顺应自然,起居有节,饮食有常,劳逸适度,恬淡虚无,讲究卫生,防止环境、水源和食物的污染,适当的药物和针灸预防,就可以避免六淫、疫疠之气的侵害,饮食、劳逸不当所伤,以及情志内伤等,从而防止疾病的发生。

第二节 既病防变

既病防变,是指在疾病发生以后,要积极采取措施,阻止疾病的发展和传变。在疾病发生的初期阶段,要力求做到早期诊断、早期治疗。这是防止疾病发展及传变的重要方法。

一、早期诊治

邪正斗争贯穿于疾病的始终。在疾病过程中,邪正消长盛衰的变化,会出现由浅入深、由轻到重、由单纯到复杂的发展变化过程。如外感病初期,邪气尚未深入,脏腑气血未伤,正气未衰,病情轻浅,传变较少,诊治越早,疗效越好。如不及时诊治,邪气渐盛,正气渐衰,病邪就有可能由表入里、由浅入深,病情可能由轻到重、由单纯到复杂,以致侵犯内脏,治疗也就愈加困难。内伤杂病也是如此。许多重病和疑难病,邪气盛,正气已衰,早期诊治,祛邪外出,预后较好。否则,容易延误病情,甚至丧失治疗良机。因此,只有掌握疾病发生发展及其传变规律,才能做到早期诊治,阻止发展。

二、防止传变

防止传变是指在掌握疾病的发生发展及其传变规律的基础上,积极地采取各种治疗措施,防止疾病的发展或恶化。具体方法包括截断疾病传变途径和先安未受邪之地。

1.截断疾病传变途径

疾病的传变有一定的规律和途径。外感疾病的传变,一般遵循六经传变、卫气营血传变和三焦传变。内伤杂病的传变,多遵循五脏之间相生相克规律、表里和气血经络传变等。根据疾病的传变规律,及时采取适当的防治措施,截断其传变途径,是阻止病情发展的有效方法。如三焦传变是温热病传变的途径之一,一般情况下,三焦传变多由上焦至中焦再至下焦。因此,病变在上焦就是温热病的初期阶段,是早期治疗的关键时期。

2.先安未受邪之地

根据五脏之间的五行生克乘侮规律和经络传变等疾病传变规律,对尚未受邪而可能即将被传及之处,事先予以充实,阻止病变传至该处,即所谓先安未受邪之地。如根据五脏之间的五行生克乘侮规律,肝木克脾土,病理情况下,肝木受邪,则可能累及脾土。治疗时,常配以健脾和胃的方法,事先加强脾的功能,阻止肝病传脾,则可收到良好的效果。正如《难经·七十七难》说:"所谓治未病者,见肝之病,则知肝当传之于脾,故先实其脾气。"再如温热病伤及胃阴时,根据传变规律,病势进一步将耗伤肾阴。清代医家叶天士根据上述病变规律,治疗时在甘寒养胃的方药中加入一些咸寒滋肾之品,并提出了"务必先安未受邪之地"的防治原则,也是既病防变原则具体应用的范例。

第三节　治则与治法

中医学在长期的医疗实践过程中,经过历代医家丰富的临床经验积累和总结,在深入认识疾病发生发展规律的基础上,形成了一套具有中医特色的完整的辨证论治理论体系。根据辨证诊断的结果,制定正确的治疗原则,采用适当的治疗方法,或处方遣药或选取穴位等以祛除疾病,是辨证论治的目的。在对疾病论治的过程中,只有遵循治则理论,体现治法要求,才有助于提高临床疗效。

一、治则与治法的概念

(一)治则的概念

治则,即治疗疾病的原则。治则是在中医学整体观念和辨证论治精神指导下制定的治疗原则,对于临床各科病证的立法、处方、用药等具有普遍指导意义。

中医治则不仅内容丰富,而且是一个具有内在规律的多层次的整体结构。根据其抽象程度的高低、适应范围的大小,中医治则可分为不同的层次。高层次的治则可统领低层次的治则,呈现出纵向的主从关系。治病求本是贯穿整个疾病治疗过程的指导思想,包括正治与反治、治标与治本,适用于任何疾病的基本原则,因此是治则的最高层次。三因制宜强调针对天、地、人作具体分析,是对治病求本的补充,因此与治病求本同属第一层次。扶正与祛邪是基于疾病过程中邪正斗争这一基本矛盾而设立的治则,是治病求本的具体化,故属治则的第二层次;调理阴阳、调理脏腑、调理气血津液是在扶正祛邪原则指导下,针对阴阳的偏盛偏衰、脏腑的功能虚实、气血津液的虚实进行调整,因此属于治则的第三层次。治则的多层次整体结构体系,体现了中医对治疗疾病规律认识的逐步深入,它既充分体现了中医治疗思想的特色,又适应了千变万化的临床病症,发挥着指导治疗方向,支配治疗过程,规范治疗活动的重要作用。

治则在临床上的运用,体现了高度的原则性与灵活性的统一。疾病是一个发生、发展的病理过程,与疾病相关的证候表现多种多样,病机变化极其复杂,而且病情又有轻重缓急的差异,所以不同的时间、地点,不同的年龄和个体等因素,对病情变化也会产生不同的影响。为此,必须善于从复杂多变的疾病现象中审证求因,把握病本,治病求本,审因论治,采取相应的措施,调整机体失调的阴阳,使其恢复相对的平衡,以获得满意的治疗效果,是确定治则的前提。

(二)治法的概念

治法是在一定治则指导下制定的针对证候的具体治疗措施和方法。如扶正与祛邪是针对邪正盛衰病机而设的基本原则。在扶正治则的指导下,根据气血阴阳不同的虚证而采取的补气、养血、滋阴、温阳等具体治法。在祛邪治则的指导下,根据不同的邪气导致的实证而采用发汗、清热、活血、吐下等具体治法。

基本治法是针对一类相同病机的病证而确立的,又称治疗大法,如汗、吐、下、和、清、温、补、消等八法,适应范围相对较广,在治法中的层次较高。具体治法是在治疗大法限定范围之内,针对各具体病证所确立的具体治疗方法,属于个性的、各具自己特定适用范围的治疗方法,如辛温解表法、镇肝熄风法、健脾利湿法等。治疗措施是在治法指导下,对病证进行治疗的具体技术、方式与途径,临床除了可选用内服的方药之外,还可采取针灸、按摩、导引、熏洗、刮痧、贴敷、捏脊、割治等方法。

（三）治则与治法的关系

治则与治法既有区别又有联系。就区别而言:其一,内涵和外延不同。治则是治疗疾病所遵循的原则;治法是在一定治则指导下制定的针对证候的具体治疗措施和方法。中医基本治则包括治病求本、扶正祛邪、调整阴阳、调理气血、调整脏腑、调摄精神、三因制宜等内容。中医治法则包括药物疗法、针灸疗法、推拿疗法、正骨疗法、手术疗法、心理疗法、饮食疗法、运动疗法、其他疗法等十大类,有数千种之多。其二,整体层次不同。治则有很强的原则性和抽象性,是相对稳定的、规范的,对于防病治病具有较普遍的指导意义;而治法比较具体、针对性强,是相对复杂、灵活多样的,临床上常常是数法并用,如表里同治、寒热并用、攻补兼施、阴阳并调等。就联系而论:其一,治则能指导治法的选择与应用,治法是治则理论在临床实践中的具体运用。治则与治法同样体现了根据不同性质的矛盾采用不同的方法去解决的原则。其二,任何具体的治法,总是从属于一定的治则的。其三,治则的确立是否正确,还需用治法去检验,并在实施过程中不断被修正和完善。

二、基本治则

基本治则包括治病求本、扶正祛邪、调整阴阳、调理气血、调整脏腑、调摄精神、三因制宜等内容。其中,治病求本是治疗疾病的主导思想和根本原则。

（一）治病求本

治病求本,是指在治疗疾病时,必须寻求出疾病的根本原因,并针对其根本原因进行治疗。这是辨证论治的根本原则。"治病求本"首见于《素问·阴阳应象大论》,其曰:"阴阳者,天地之道也,万物之纲纪,变化之父母,生杀之本始,神明之府也。治病必求于本。"对此,明代吴崑注:"天地万物,变化生杀而神明者,皆本乎阴阳,则阴阳为病之本可知。"说明阴阳失调为病之本,强调求阴阳就是求本。因此,后世对"治病求本"之"本",从不同角度,大致有三种理解。其一"本"为阴阳规律。宋代林亿注释道:"阴阳与万类生死变化,犹然在于人身,同相参合,故治病之道必先求之。"阴阳是自然界万事万物运动变化、消长的根本规律,人的生长发育及其在生命过程中出现的各种病证亦都遵循阴阳规律,认识和治疗疾病时必须掌握阴阳这一普遍规律,才能抓住疾病的关键。其二"本"为疾病本质。疾病是正邪相争的复杂过程,在这个过程中,证候表现多种多样,病机变化极为复杂,病变过程亦有轻重缓急。因此,必须善于从复杂多变的疾病现象中,抓住疾病的本质,掌握其规律,方能治愈疾病。其三"本"为病变的主要矛盾。任何疾病在其发生发展过程中,都存在着主要矛盾和次要矛盾。"本"和"标"是相对而言的。"本"表示病变的主要矛盾,"标"表示病变的次要矛盾,"本"和"标"主要用以说明病变过程中各种矛盾的主次关系。如从邪正关系来说,则正气为本,邪气为标;以病因和症状来说,则病因为本,症状为标;从病变部位来说,则内脏疾病为本,体表疾病为标;从疾病的原发、继发来说,则原发病为本,继发病为标。故临床诊疗要分清疾病矛盾的主次,抓住主要矛盾。

在临床运用治病求本这一根本原则的时候,必须正确把握"正治与反治"与"治标与治本"这两种情况。

1.正治与反治

《素问·至真要大论》提出"逆者正治,从者反治"两种治疗原则,但就其本质来讲,都是治病求本这一根本法则的具体运用。

(1)正治:即逆其病证性质而治,又称为逆治。适用于疾病的本质和现象相一致的病证。临床上大多数病证的本质和现象是一致的,如寒性病证见寒象、热性病证见热象、虚性病证见虚象、实性病证见实象等。故正治就是通过分析疾病的临床症状,辨明疾病性质的寒、热、虚、实,然后分别采用"寒者热之""热者寒之""虚则补之""实则泻之"等不同的治法。正治是临床上一种常用治则。最有代表性的是以下四种。

寒者热之:寒,指证候的属性;热,指治法和方药的性质。寒证表现为寒象,用温热性质的方药治疗,就称为"寒者热之"。寒证有表、里、虚、实之分。表寒证多属实证,治宜辛温解表;里寒证据其虚实可分别采用温经散寒、温中祛寒、回阳救逆等治法。

热者寒之:热,指证候的属性;寒,指治法和方药的性质。热证表现为热象,用寒凉性质的方药治疗,就称为"热者寒之"。热证也有表、里、虚、实之异。表热证多属实证,治当辛凉解表;里热证据其虚实可分别采用清气分热、清营凉血、清脏腑热以及清虚热等治法。

虚则补之:虚,指证候的属性;补,指治法和方药的功用。虚证表现为虚象,用具有补虚功用的方药来治疗,就称为"虚则补之"。临床上根据气虚、血虚、阴虚、阳虚等不同证候,分别采用补气、补血、补阴、补阳等治法。

实则泻之:实,指证候的属性;泻,指治法和方药的功用。实证表现为实象,用具有祛邪功用的方药来治疗,就称为"实则泻之"。临床运用时,要注意分清实邪的性质和部位,如瘀阻经络用化瘀通络法,痰热蕴肺用清肺化痰法,里热积滞用寒下法,宿食壅滞胸脘用涌吐法等。

(2)反治:是顺其病证性质表现的假象而治,又称为"从治"。适用于疾病本质和现象不完全一致的病证。如某些较严重、复杂的病证,有时会出现寒热或虚实的假象。此时,应在治病求本治则的指导下,透过假象探寻其本质,再分别采用"热因热用""寒因寒用""通因通用""塞因塞用"等不同的治法。

热因热用:前一个"热",指治法和方药的性质;后一个"热",指病证出现的假热征象。热因热用即用温热性质的方药治疗具有假热征象的寒盛病证,即以热治(假)热。适用于阴寒内盛,格阳于外,反见热象的真寒假热证。例如患者四肢厥冷、下利稀薄、小便清长、精神萎靡、舌淡苔白,同时见身热、口渴、面赤、脉大。前组症状为病证本质阳虚寒盛的真实表现,后组症状为阴寒之邪盛于内,逼迫阳气浮越于外的假热表现。由于寒盛是病证的本质,热象属病证的假象,所以用温热的方药治其真寒,假热就会随之消失。

寒因寒用:前一个"寒",指治法和方药的性质;后一个"寒",指病证出现的假寒征象。寒因寒用即用寒凉性质的方药治疗具有假寒征象的阳盛病证,即以寒治(假)寒。适用于里热盛极,阳盛格阴于外、反见寒象的真热假寒证。例如患者口渴喜冷饮、烦躁不安、大便干结、小便短赤、舌红苔黄,同时见四肢厥冷、脉沉。前组症状为病证本质里热盛极的真实表现,后组症状为阳盛格阴于外,阳气不能外达的假寒表现。因热盛是病证的本质,寒象属病证的假象,所以用寒凉的方法治其真热,假寒便随之消除。

塞因塞用:前一个"塞",指具有补益功用的方药;后一个"塞",指因虚而闭塞不通的现象。塞因塞用即是用具补益功用的方药治疗闭塞不通的虚证,即以补开塞。适用于真虚假实证。若人体精气血津液不足,或脏腑功能低下,会出现闭塞不通的症状,乃正气虚弱,布化无力所致,非实邪阻滞,故称之为虚闭。如脾虚所致腹胀纳呆,精血不足所致的便秘,血枯、冲任亏损所致的闭经等病证,均可采用补益之治法。

通因通用:前一个"通",指具有通利功用的方药;后一个"通",指实性通泄下利的现象。通因通用即用具有通利功用的方药治疗具有通泄下利症状的实证,即以通治通。适用于真实假虚证。此时之通利症状乃实邪阻滞气机,气化传导失司所致,非正气虚弱,无力固摄。如饮食积滞所致的腹泻、瘀血内停所致的崩漏、膀胱湿热所致的尿频等病证,均可应用通利泻下之法。

另在方剂学中有"反佐"一法,包括配伍反佐和服药反佐两个方面。前者是指组方时根据病情需要,用与君药性味相反,而又能在治疗中起相成作用的反佐药来治疗。后者指为使药与病不发生格拒,可在温热剂中加入少量寒性药或采取冷服法,在寒凉剂中加入少量热性药或采用热服法等,以更好地发挥药效。究其内容,实为制方、服药的具体方法,目的在于协助君药提高疗效或防止君药产生不良反应。

2.治标与治本

标本治法的临床应用,一般情况下,要遵循"治病必求于本"的治则,以治本为要务,先治本病,后治标病。但若病证复杂多变,出现标本主次之异,治疗上就当有先后缓急之分。如在某些情况下,标病甚急,倘不及时施治,可危及患者的生命或影响疾病的治疗,当先治标病,后治本病。诚如《内经》所言:"急则治其标,缓则治其本。"若标本并重,则应标本兼顾、标本同治。

急则治其标,即指在标病紧急,可能危殆生命,或后发之标病影响到先发之本病治疗时,要先急治其标病,后缓图其本病。最终目的是更好地治本。如《素问·标本病传论》说:"先热而后生中满者,治其标。""先病而后生中满者,治其标。""小大不利,治其标。"中满和大小便不利是较急重之症,若不及时通利,一则使药食难纳,二则使邪无出路,都可危及生命,虽属标症,亦当先治之。又如大出血之证,无论何因所致,急当止血以治其标,待血止后,再治本病。再如,对某些原有宿疾现又复感外邪的慢性病患者,若外感病证较重,也应先治外感,防其深入传变,待新病痊愈,再治宿疾以治其本。

缓则治其本,即指在标病不急时,要找出主要病因、病机,针对病证的本质而治疗本病。病本既除,标象亦解。如外感风寒之邪,会出现恶寒、发热、头痛、身痛、无汗等症状。风寒之邪属病因,为本,恶寒、无汗等症状为标。治宜辛温解表以治本,恶寒、无汗诸症状随之消失。又如肺肾阴虚所致咳嗽,治疗上不应单纯止咳,而应滋养肺肾之阴以扶正治本,则咳嗽自除。临床上大多数疾病都属标症不急的情况,因此,缓则治其本的实际应用非常广泛。

标本兼治,即标病与本病俱急并重时,应标本同治。也就是说,单治本病而不顾其标病,或单治标病而不顾其本病,均不能取得很好疗效时,必须标本同治。如临床表现有身热、腹满硬痛、大便燥结、口干渴、舌燥苔焦黄等,此属邪热里结为本,阴液受伤为标,标本俱急,治当标本兼顾,可用增液承气汤治之。泻下与滋阴同用,泻其实热可以存阴,滋阴润燥则有利于通下,标本同治,相辅相成。又如素体气虚之人,反复外感,治宜益气解表,益气以治本,解表以治标,标本兼治,疾病向愈。

(二)扶正祛邪

扶正祛邪是指导临床治疗的一个重要原则。疾病过程,从正邪关系来说,是正气与邪气矛盾双方互相斗争的过程。正邪斗争的胜负,决定着疾病的进退。邪胜于正则病进,正胜于邪则病退。所以治疗疾病,就要扶助正气,祛除邪气,改变邪正双方的力量对比,使之有利于疾病向痊愈方向转化。《素问·通评虚实论》说:"邪气盛则实,精气夺则虚。"这句话指出邪正盛衰决定了病证的虚实。《素问·三部九候论》说:"实则泻之,虚则补之。"这句话指出补虚泻实是扶正祛邪法则的具体运用。

扶正,即扶助正气,增强体质,提高机体的抗邪能力。扶正多用补虚方法,包括药物、针灸、体育锻炼等,而精神的调摄和饮食营养的补充对于扶正也有重要意义。

祛邪,即祛除病邪,使邪去而正安。祛邪多用泻实方法,临床运用时,要注意根据病邪性质和侵袭部位的不同,施以不同的治法。

扶正与祛邪,方法虽异,但两者相互为用、相辅相成。扶正使正气加强,有利于机体抗御和祛除病邪;祛邪可排除邪气的干扰和侵害,使邪去正安,有利于正气的保存和恢复。

在疾病过程中,正邪双方的主次关系总在不断变化,因此运用扶正祛邪治则时,要认真仔细地观察、分析正邪双方消长盛衰的情况,并根据正邪在矛盾斗争中的地位,决定扶正与祛邪的主次先后。一般有以下三种情况。

1.扶正与祛邪单独运用

扶正,适用于以正气虚为主要矛盾,而邪气不盛的虚性病证。正虚分为气虚、血虚、阴虚、阳虚四种主要类型。气虚、血虚者,宜益气、养血;阴虚、阳虚者,宜滋阴、助阳;气血两亏或阴阳两虚者,当气血双补或阴阳双补。

祛邪,适用于以邪实为主要矛盾,而正气未衰的实性病证。临床上所用的解表、清热、解毒、泻下、利水、化湿、祛痰、行气、活血、消食、驱虫等皆属于祛邪的方法,可根据病证选用。

2.扶正与祛邪相兼

扶正兼祛邪,即对于以正虚为主、邪盛为次的虚实错杂病证,应以扶正为主,兼顾祛邪。如肾阳虚所致水饮内停,治当以温补肾阳为主,兼利水湿之邪。

祛邪兼扶正,即对于以邪盛为主、正虚为次的虚实错杂病证,应以祛邪为主,兼顾扶正。如夏季感受暑热之邪而伤津耗气,治当以清解暑热为主,兼以益气生津。

需要注意的是,使用扶正药物的时机不当或药量过大,常有留邪之虞;使用祛邪药物的时间过长或药量过猛,常有伤正之弊。扶正与祛邪兼用时,必须做到"扶正不留邪,祛邪不伤正"。

3.扶正与祛邪先后运用

先扶正后祛邪,适用于正虚邪实,而正气过于虚损的病证。因正气过于虚弱,兼以攻邪,反而更伤正气,治当先扶正补虚,待正气渐复,再行祛邪。如某些虫积患者,因正气太虚弱,不宜先行驱虫,应先健脾扶正,恢复正气,再驱虫消积。

先祛邪后扶正,适用于邪盛正虚,急需祛邪,而正气虽虚尚耐攻伐的病证。如瘀血所致的崩漏,瘀血不去,崩漏难止,治当先活血化瘀,后补血扶正。

（三）调整阴阳

疾病的发生，从根本上说是阴阳的相对平衡遭到破坏，出现偏盛、偏衰的结果。调整阴阳，就是指调整阴阳的偏盛、偏衰，恢复阴阳的相对平衡。即《素问·至真要大论》指出的"谨察阴阳所在而调之，以平为期"。因此，调整阴阳，补偏救弊，达到阴平阳秘，乃临床治疗的根本原则之一。

调整阴阳包括损其有余和补其不足两个方面。

1.损其有余

损其有余，指针对阴阳偏盛的病机变化，而祛除偏盛有余之邪气。临床运用要注意阴阳偏盛、阴阳互损和阴阳格拒三种情况。

阴阳偏盛要损其偏盛。"邪气盛则实""阳胜则热，阴胜则寒"，故阳邪偏盛易形成实热证，宜用"热者寒之"方法，治热以寒，清泻其阳热；阴邪偏盛易形成实寒证，宜用"寒者热之"的方法，治寒以热，温散其阴寒。

阴阳互损要兼顾其不足。"阴胜则阳病，阳胜则阴病"，在阴阳偏盛的病变中，一方的偏盛可导致另一方的不足，阳热亢盛易耗伤阴液，阴寒偏盛易损伤阳气，故在调整阴或阳的偏盛时，若已引起相对一方偏衰，则当兼以扶阳或益阴之法。

阴阳格拒要分清寒热证候的真假。阴阳偏盛的病机变化发展到极期，可能导致"阴阳格拒"，即阴盛格阳的真寒假热证和阳盛格阴的真热假寒证。治疗时宜抓住阴寒内盛或阳热内盛的病变本质，采用"热因热用"或"寒因寒用"之法，以祛除偏盛已极的阴邪或阳邪。

2.补其不足

补其不足，指针对阴阳偏衰的病机变化，而补其不足之正气。临床运用包括阳病治阴、阴病治阳，阳中求阴、阴中求阳，阴阳双补，回阳救阴四种情况。

阳病治阴、阴病治阳："精气夺则虚""阳虚则寒，阴虚则热"，对阳虚不能制阴导致阴盛而出现的虚寒证，采用补阳的方法治疗，称之为"阴病治阳"或"益火之源，以消阴翳"；对阴虚不能制阳导致阳亢而出现的虚热证，采用滋阴的方法治疗，称之为"阳病治阴"，或"壮水之主，以制阳光"。

阳中求阴、阴中求阳：根据阴阳互根互用的原理，治疗阳偏衰时，在扶阳中佐以滋阴，使"阳得阴助而生化无穷"，即阴中求阳；治疗阴偏衰时，在滋阴中佐以助阳，使"阴得阳升而泉源不竭"，即阳中求阴。

阴阳双补：人体内阴阳相互依存，故阴虚可累及阳，阳虚可累及阴，最终出现阴阳两虚的病证，当阴阳双补。但要分清主次，以阴虚为主者，应补阴为主兼以补阳；以阳虚为主者，当补阳为主辅以补阴。

回阳救阴：对于阴阳亡失的病理变化，虽属阴阳偏衰的病机变化，但发病急，病情较重，如不及时抢救，最终会出现"阴阳离决，精气乃绝"的严重后果。因此，亡阳者，当回阳以固脱；亡阴者，当救阴以固脱。

（四）调理气血

气血是人体脏腑组织功能活动的物质基础，各有其功能，又相互依存、相互为用。气能生血、行血、摄血，故称"气为血帅"。而血能为气的活动提供物质基础，血能养气、濡气、载气，故称

"血为气母"。当气血相互依存、相互为用的关系失常时,就会出现各种气血失调病证。调理气血,是根据气血失调病机而确立的治疗原则,"有余泻之,不足补之",使气血关系恢复协调。

1.调气

气虚则补:气虚指脏腑之气虚衰,功能下降的病机变化。由于气的生成来源主要是先天之精气、水谷之精气和自然界的清气,与肾、脾、胃、肺等的生理功能状态有关。补气时,应注意调补其相关脏腑的功能,尤重补脾胃之气。

调理气机的运行:针对气机紊乱出现的不同证候性质,予以相应的调理方法。如气滞则疏、气陷则升、气逆则降、气脱则固、气闭则开。同时,要顺应脏腑气机的升降规律,如肝气宜疏、脾气宜升、胃气宜降等。

2.理血

血虚则补:血虚指血液不足或血的濡养功能减退的一种病机变化。由于心主血、肝藏血、脾胃为气血生化之源、肾精可化为血,所以血虚多与心、肝、脾、胃、肾等脏腑密切相关。治疗时当以补血为主,且注意调补上述脏腑的功能,尤以调补脾胃为重点。

调理血液的运行:血液对机体周身的营养和濡润作用,依赖于血液的正常运行。故应针对血液运行失常出现的不同证候性质,予以相应的调理方法。如血瘀则行、血脱则固、血寒则温、血热则凉、出血则止等。

3.调理气血关系

气能生血,气旺则血生,气虚可致血虚或气血两虚。治疗以补气为主,兼顾补血养血。

气能行血,气虚或气滞,可致血行减慢而瘀滞不畅,是为气虚血瘀或气滞血瘀。治宜补气行血或理气活血化瘀。气机逆乱,则血行也随之逆乱。如肝气上逆,血随气逆,常可导致昏厥或咯血,治疗时则宜降气和血。

气能摄血,气虚不能摄血,可导致血离经脉而出血,治宜补气摄血。因气能行血,故在治疗血脱时,常于止涩脱药中伍以益气药,取益气固脱之意。

血为气母,血能载气,故血虚气亦虚,血脱可导致气脱。治疗急宜补气固脱。

(五)调整脏腑

人体是一个有机的整体,五脏六腑的功能活动不是孤立的。脏与脏、脏与腑、腑与腑之间,在生理上相互协调,在病理上相互影响。一脏有病可影响到他脏,他脏有病也可以影响到本脏。因此,调整脏腑就是在治疗脏腑病变时,既要考虑一脏一腑阴阳气血的失调,又要注意调整各脏腑之间的关系,使之重新恢复平衡状态,以维持内环境的统一。

1.补母泻子

应用五行母子补泻学说和五脏相关学说,医家多宗"虚则补其母,实则泻其子"之说。当五脏中的任何一脏发生病变时,可通过补其母或泻其子的方法,达到间接补泻本脏的目的。对五脏虚证,采取"虚则补其母"的方法,如滋水涵木、益火补土、培土生金、金水相生等;对五脏实证,采取"实则泻其子"的方法,可用肝实泻心、心实泻胃法取效。

2.表里脏腑互治、同治

脏病治腑:脏与腑相互表里,当五脏出现病变时,通过治腑而达到治脏。如心与小肠相表里,心火上炎之证,可通利小肠,使经之热从下而出,心火自降。

腑病治脏:同样道理,当六腑出现病变时,通过治脏而达到治腑。如肾合膀胱,膀胱气化功能失常,水液代谢障碍,通过补肾而增强膀胱气化功能。又如肺与大肠相合,当腑气不通引起的大便秘结,通过宣降肺气,使腑气得通,大便自畅。

脏腑同治:即脏腑兼治,治脏病时兼顾治腑,治腑病时兼顾治脏。如脾与胃,脾主运化,胃主受纳,纳运相得;脾主升清,胃主降浊,升降相因;脾喜燥而恶湿,胃喜润而恶燥,燥湿相济。所以,脾病常伤及胃,胃病常伤及脾,临床上当脾胃同治。

3.脏腑虚实补泻

虚则补脏:五脏藏精气而不泻,以藏为主。五脏六腑皆可表现为虚证,五脏之虚自当补脏,六腑之虚亦可借补脏以扶正。如对于脾气虚而致的食少、腹胀、便溏,必须健脾益气。又如,对于膀胱气化无权而致的小便频数,甚则遗尿,虽病在膀胱之腑,但运用补肾固涩之法,加强膀胱的气化功能,尿频自愈,这就是腑虚补脏的道理。

实则泻腑:六腑传化物而不藏,以通为用,以降为和。五脏六腑可表现为实证,六腑之实证可泻腑以祛邪,五脏之实证亦可借泻腑以祛邪。如阳明热结可用承气汤以荡涤胃肠之实热;肝胆湿热可清泄肠道,渗利小便,使湿热从二便而出。前者是腑实泻腑,后者为脏实泻腑。

4.从五脏论治形体官窍

各形体官窍与五脏,通过经络紧密联系。生理上,各形体官窍的功能依赖于五脏;病机上,局部形体官窍的病变,可以通过调整内脏的功能进行治疗。如肝开窍于目,对眼病虚证、实证,可分别采用补肝养血法或清肝泻火法;又如肾在窍为耳,耳鸣、耳聋者,多与肾精亏虚有关,往往采用补肾填精法治疗。此外,还应指出,某个形体官窍往往与多个脏腑有直接或间接的联系,治疗上要全盘考虑。如"舌为心之苗",舌部病变,往往从心论治,但还应考虑调理脾、肝、肾、胃等相关脏腑的功能。

(六)调摄精神

中医学不但重视形体的调养,而且特别重视精神的调养,使之精神愉悦、气力充沛、益寿延年。这对于减少不良的精神刺激和过度的情志变动,防止或减少疾病的发生,具有非常重要的意义。所以,《素问·上古天真论》指出:"精神内守,病安从来。"因此,调摄精神不仅是养生和防病的重要原则,也是治疗疾病的基本原则。

调摄精神,是指医者以语言疏导,精神安慰,以情制情及药物、针灸等各种手段帮助患者调整精神状态、舒畅情志,达到治愈疾病、恢复身心健康之目的。

调整心态:治疗精神、情志疾病,需要医患双方的配合。从医患关系来说,患者为本,医者为标。患者对疾病的治疗心态往往对疗效产生很大影响。临床上,由于患者的文化修养、性格气质各异,或对所患疾病的认识程度不一,因而治疗心态也有所不同。因此,必须发挥患者的主观能动性,这样才能达到治疗目的。《灵枢·师传》云:"人之情,莫不恶死而乐生,告之以其败,语之以其善,导之以其所便,开之以其所苦,虽有无道之人,恶有不听者乎?"意思是说首先要让患者对自己的疾病有一个正确的认识,利用其恶死乐生之情,以不同方式调整之。所谓"告之以其败",就是指出疾病的危害性,引起患者重视,使其以严肃认真的态度对待疾病;所谓"语之以其善",就是要向患者说明只要积极配合、治疗及时、方法得当,疾病是可以治愈的,借以增强患者战胜疾病的信心;所谓"导之以其所便",就是告诉患者治疗与调养的方法,以便使患者积极主动地配合治疗;所谓"开之以其所苦",即是通过耐心的说理解释,消除其对疾病的忧虑和恐惧,舒畅其情怀。

调整情志:临床治疗精神疾病,除调摄精神情志变化外,对情志损伤之心病尤当注意以心药治疗。《理瀹骈文》说:"情欲之感,非药能愈;七情之病,当以情治。"对此,应以十分诚挚、同情、尊重的态度取得患者的信任与寄托,仔细询问患者起病之缘由,使其倾吐胸中隐讳之情。针对病因,分别采用宽慰开导、解惑释疑等方法,消除其心中的矛盾与苦楚,解除其精神重压,使之情志舒畅、心神安宁、情绪稳定、心境愉悦,以便其恢复身心健康。

以情制情:是指医者以言行、事物为手段,激起患者某种情志变化,以克制病态情志的方法。这种方法适用于情志波动太过,或某种病态情志顽固持久者。此法以五行学说中的五志相胜法为主。《儒门事亲·九气成疾更相为治衍》对此曾有精辟阐述:"悲可以治怒,以怆恻苦楚之言感之;喜可以治悲,以谑浪亵狎之言娱之;恐可以治喜,以迫遽死亡之言怖之;怒可以治思,以侮辱欺罔之言融之;思可以治恐,以虑彼忘此之言夺之。"这不仅总结了前人的丰富经验,也为临床具体应用情志相胜法树立了典范。

调养精神:内在精神的调养,既要注意意志的锻炼、情绪的稳定,树立战胜疾病的意志和决心,又要心胸开阔、清心寡欲,方能减少和防止情志的刺激,从而达到祛病延年的目的。故《素问·上古天真论》说:"是以志闲而少欲,心安而不惧,形劳而不倦,气从以顺,各从其欲,皆得所愿。故美其食,任其服,乐其俗,高下不相慕,……是以嗜欲不能劳其目,淫邪不能惑其心,……故合于道。"因此,强调内在精神调养,必须做到"恬淡虚无,真气从之",才能达到"精神内守,病安从来"的养生目的。

调摄精神、舒畅情志之内容,除上述外,尚可根据病情选用移情易性、幽默娱乐、静养、改变环境等各种方法。对于情志之伤导致气机紊乱、气血不足、脏腑失调、痰瘀阻滞等形质损伤者,则辅以药物、针灸等手段治疗。

(七)三因制宜

三因制宜,是因时制宜、因地制宜、因人制宜的统称,指治疗疾病时要根据季节、地区以及人体的体质、性别、年龄等不同而制定相宜的治疗方法。由于疾病的发生、发展与转归受多方面因素的影响,如时令气候、地理环境等,尤其是患者个体的体质因素,对疾病的影响更大。因此,在治疗疾病时,必须将这些相关因素考虑进去,对具体问题作具体分析,区别对待,以制定适当的治疗方法。

1.因时制宜

因时制宜,即根据不同时间节律变化和不同季节气候特点,考虑治疗用药。自然界存在一年四季交替、月亮盈亏运动、昼夜晨昏更替等变化。这种年、月、日的时间节律和表现出的不同的时令气候特点,对人体的生理功能、病机变化和临床治疗都将产生一定的影响。

年节律对治疗的影响:四季的更迭、气候的变化是自然界阴阳之气消长的结果,皆会影响人体的生理功能和病机变化,故不同季节、不同气候条件下宜忌不同。一般来说,春夏季节,气候由温渐热,阳气升发,人体腠理疏松开泄,即使外感风寒,也不宜过用辛温发散药物,以免开泄太过,耗伤气阴;秋冬季节,气候由凉变寒,阴盛阳衰,人体腠理致密,阳气内敛,此时若非大热之证,当慎用寒凉药物,以防伤阳。诚如《素问·六元正纪大论》所言:"用寒远寒,用凉远凉,用温远温,用热远热,食宜同法。"另外,人体因四时所受邪气不同,治法与用药亦当有别。如春天风温宜辛凉解表,夏季暑热夹湿宜清热解暑化湿,秋天外感秋燥宜辛凉润燥,冬季风寒宜辛温解表。

月节律对治疗的影响:月节律对人体的气血盛衰的变化影响较大。《素问·八正神明论》说:"月始生,则血气始精,卫气始行;月郭(廓)满,则血气实,肌肉坚;月郭(廓)空,则肌肉减,经络虚,卫气去,形独居。"同时提出了"月生无写(泻),月满无补,月郭(廓)空无治,是谓得时而调之"的按月节律调理气血的治疗原则。如妇女月经与气血关系极为密切,其周期性变化与月节律的变化极为相似。治疗月经不调,可以参照月经的周期节律以及气血的盛衰变化施治。

日节律对治疗的影响:昼夜阴阳之气的变化影响着人体生理功能和病机变化,治疗时顺应昼夜更迭这种阴阳消长的日节律,结合人体正气的消长变化择时选方服药,往往能获良效。针灸学中根据人体气血一日周流出入皆有定时而创立的"子午流注针法",乃择时治疗的范例。

2.因地制宜

因地制宜,指根据不同地区的地理特点,来考虑治疗用药。人生活在自然界中,不管是生理或病理方面的变化,都与不同的自然环境、生活条件息息相关。《素问·异法方宜论》认为,五方地域的差异,其自然气候、饮食起居、生活习惯等各有不同,人们的体质以及发生疾病时,都各有其特殊性。张景岳云:"地势不同,则气习有异,故治法亦随而不一也。"《医学源流论》指出:"人禀天地之气以生,故其气随地不同。西北之人,气深而厚,凡受风寒,难于透出,宜用疏通重剂;东南之人,气浮而薄,凡遇风寒,易于疏泄,宜用疏通轻剂。"因此,对同一病情,不同的地域往往采取不同的治法、采用不同的药物。其民所患病证特点不同,如我国西北和东南地区的地理特点不同,治疗时则有所差异。西北方天气寒冷,其病多外寒而里热,应散其外寒,而凉其里热,东南方天气湿热,因阳气外泄,故生内寒,所以应收敛其外泄的阳气,而温其内寒。如《素问·五常政大论》说:"西北之气,散而寒之。东南之气,收而温之。所谓同病异治也。"另外,地理特点气候不同用药亦有所不同。如,对于外感风寒证,西北寒冷地区的人们腠理多致密,多重用辛温解表药,常选麻黄、桂枝;东南温热地区的人们腠理多疏松,用辛温解表药量较轻,常选荆芥、防风。

3.因人制宜

因人制宜,指根据患者年龄、性别、体质等不同特点,来考虑治疗用药。中医在重视整体观念的同时,也重视个体性,强调个体差异。

年龄:人体气血及脏腑盛衰和生理活动随着年龄的增长而发生不同的变化,从而影响机体对致病因素的反应能力,所以据年龄长幼,治疗用药应该有所区别。如小儿属"稚阴稚阳"之体,不论用温热剂还是苦寒剂,均应中病即止。因苦寒之品易伐小儿生生之气,辛热之属则易损真阴。又如老年人大多肾气已衰,中气虚乏,易受邪致病,而既病之后多见虚证,或虚中夹实。因此,治病用药尤须审慎。正如清代医家叶天士所强调,对老年病的治疗应审体质、保真气、慎劫夺。《温疫论·老少异治论》对此有精辟论述:"凡年高之人,最忌剥削。设投承气,以一当十;设用参术,十不抵一。盖老年荣卫枯涩,几微之元气易耗而难复也。不比少年气血生机甚捷,其元勃然,但得邪气一除,正气随复。所以老年慎泻,少年慎补,何况误用也。亦有年高禀厚,年少赋薄者,又当以权,勿以常论。"

性别:妇女在生理特点上有别于男子。盖女子以肝为先天,而血常不足,因此,在临床治疗中应特别注意女性患者是否有肝郁、血虚之证。女性可出现经、带、胎、产的病证,月经期应慎用破血逐瘀之品,妊娠期慎用峻下、破血、滑利、走窜伤胎或有毒药物,产后当考虑气血亏虚及恶露滞留,治疗时宜补益气血、化瘀除恶。

体质:由于先天禀赋与后天环境的影响,每个人的体质是不同的。体质是治疗的重要依据,按体质论治既是因人制宜的重要内容,又是中医治疗学的特色所在。体质有强、弱之分,有偏寒、偏热之别。因此,必须结合体质而辨证论治。如面色白而体胖,属阳虚体质者,本系寒湿之体,若感受寒湿之邪,则非用姜、附、参、苓之类温热方药则邪不能去;若感受湿热之邪则必缠绵难愈,尚须通阳以化湿,药性过凉则湿邪愈加闭阻于内而阳气更加虚乏。反之,如面色苍而形瘦,属阴虚体质者,内火易动,湿从热化,反伤津液,故其治与阳虚之体必定迥然不同。故阳虚、阴虚之体,虽同感湿热之邪,治法却大不相同。总之,阳盛或阴虚之体,慎用温热伤阴之剂;阳虚或阴盛之体,慎用寒凉伤阳之药。

第四章　中医对脑的认识

在我国古代医籍中，虽然自《内经》及其之后的许多文献中均有不少关于脑的解剖及生理功能的论述，但由于受到中医学理论体系及历史条件的限制，对脑的生理解剖认识缺乏系统性、全面性，而且将脑的许多生理功能纳入到其他脏腑中加以论述。近年来，随着科研技术水平的不断进步，人们对中医脑病学进行了较深入、系统的研究，从而发展、完善了中医学对脑的解剖及生理功能的认识，丰富了有关内容。

第一节　脑当为脏

脑是脏还是腑，在《内经》成书之前就有争议。《素问·五脏别论》云："余闻方士，或以脑髓为脏。"其中所谓"方士"，大致是指非正统的医家，其论也就未被《内经》作者所采用，因而确立脑为奇恒之腑。《素问·五脏生成论》又云："诸髓者皆属于脑，……诸血者皆属于心，诸气者皆属于肺。"也充分证明，当时中医对脑的认识有过争论和分歧。

从祖国医学中脏腑的定义来看，脏的功能是藏精气，其特点是藏而不泻；奇恒之腑则是形体中空而有别于脏，藏精气而不泻有别于腑。而脑位于头颅之内，乃髓汇集之处，为髓之海，具有藏髓（精气）而不泻，且无中空之特点，有别于骨、脉、胆、女子胞，故脑不应归为奇恒之腑，而应归为脏。

从脏的体用而言，由于脑为髓之海，髓属阴。脑为"真气之所聚"，真气属阳。阴为体，阳为用，保持其统一平衡，才能"阴平阳秘，精神乃治"。以气血而论，脑赖气充，又赖血养，目视、足步、掌握、指摄等都是气血养于脑和脑神作用的结果。所以说，脑神的正常功能发挥，有赖于脑之气、血、阴、阳的对立统一平衡。这也是脑所以是脏的依据所在。

《素问·刺禁论》指出："刺中心，一日死，……刺头中脑户，入脑立死。"从临床角度说明了脑主宰着人的生命活动，比心更重要。《扁鹊列传》中关于俞跗能"搦髓脑，揲荒爪幕"的事实记载以及扁鹊为齐桓侯诊病提到"病在骨髓死不治"之说，都说明了脑的重要性。喻嘉言在《寓意草·沙宅小儿治验》中不仅强调指出"脑自为一脏"，而且他还强调"头为一身之元首，穹然居上，乃主脏而不奉脏者也"，喻氏首先把脑的地位置于其他五脏之上，肯定了大脑对人体的主宰作用。从脑对人体的重要性来看，将其确立为脏更为妥切、合理。

第二节 脑系的组成

脑系是指脑及与其功能发挥、解剖生理密切相关的系统,主要由脑、髓和经络组成。

一、脑

脑为脑系的中枢,在古代文献中,有髓海、上丹田、泥丸、神脏等别名。《灵枢·海论》说:"脑为髓之海,其输上在于其盖,下在风府。"指出脑位于人体头部的颅内,其位最高。《素问遗篇·本病论》云:"神游上丹田,在太乙帝君泥丸宫下。"《颅囟经》记载:"太乙元真在头曰泥丸。"《黄庭内景经》云:"头有九宫,脑有九瓣",都描述了脑的形态、质地、沟回结构。

二、髓

脑系中的髓,主要包括脑髓和脊髓。《素问·五脏生成论》云:"诸髓皆属于脑",是说脑是脊髓汇聚之处。由于髓所藏部位不同而名称亦异,髓藏于脑则称脑髓,藏于脊则称脊髓,脑为髓海,脊髓通于脑。《医学入门》曰:"脑者,髓之海,诸髓皆属于脑,故上至脑,下至尾骶,皆精髓升降之道路也。"王清任在《医林改错·脑髓说》中说:"精汁之清者,化而为髓,由脊骨上行入脑,名曰脑髓。盛脑髓者,名曰髓海。"勾画出了"脑(髓)-脊髓-经络"为脑系的解剖生理基础,指出脊髓的位置及脑与脊髓相通,占据人体中轴,通上贯下,联内系外,使脑和周身组织发生密切关系,神气由此游行出入,发挥其重要的生理作用。

此外,中医之髓还包括骨髓,是脑髓、脊髓之外而居于骨腔中的髓,"骨者,髓之府""髓者骨之充"。骨髓不具有奇恒之腑的功能,也不属于脑系,但与脑髓同由肾精所化生,所以又有一定的生理联系。

三、经络

经络是经脉和络脉的总称,是运行全身气血、联络脏腑形体官窍、沟通上下内外的通道。由于十二正经及其分支的纵横交错、入里出表,通达上下,相互络属,以及奇经八脉对十二经的联系沟通,使人体各脏腑、组织、器官之间有机地联系起来,并直接或间接通于脑,在脑的主导和协调下,起到输送气血精微、充养濡润脑髓、沟通内外上下、感应传递信息、调节功能平衡的重要作用。《灵枢·邪气脏腑病形》说:"十二经脉,三百六十五络,其血气皆上注于面而走空窍。"通过头面空窍,脑与全身经脉相互联系,如督脉和足太阳经直接入络于脑;手少阴、足厥阴、足太阴、足少阳、足阳明的经别从目系和脑联系,足太阳、足少阳、足阳明、手太阳、手少阳的经筋均从目周围的空窍联系于脑。其中督脉在脑系组织中具有特殊地位。督脉统领一身之阳,《难经·二十八难》云:"督脉者,起于下极之俞,并于脊里,上至风府,入属于脑。"指出督脉起着输送精髓,充实于脑和总督阳气的作用,从而成为精髓,与阳气升降出入于脑的通路。

《灵枢·经筋》云:"左络于右,故伤左角,右足不用,命曰维筋相交。"《医林改错·口眼歪斜辨》也说:"人左半身经络上头面而右行,右半身经络上头面而左行,有左右交叉之义。"这些论述说明其已认识到神经系统存在"锥体交叉"现象的客观事实。

第三节　脑的生理功能

一、脑为人体最高主宰

《素问遗篇·本病论》云:"神游上丹田,在太乙帝君泥丸宫下。"谢观在《中国医学大辞典》中云:"脑髓也,脑为人体之所最尊,犹神明中之太乙帝君。"说明在《内经》时代人们就已认识到脑为人体之最高主宰。程杏轩《医述》引《会心录》曰:"夫六府清阳之气,五藏精华之血,皆会于头,为至清至高之处,故谓人之元首,至尊而不可犯也。"论述了脑是阴精与清阳融会贯通之所、气血精华汇集之处,为全身最重要的器官。喻昌《寓意草·沙宅小儿治验》云:"头为一身之元首,穹然居上,乃主脏而不奉脏者也。"近代医家冉峰又补之于后,说:"是十二官皆秉承于天上玉清的脑,十二官不得相失,十二官与脑更不得相失。"这些论述把大脑的地位凌驾于其他脏腑之上,"主脏而不奉脏",突出了脑在脏腑中的核心地位,认为脑为人体生命中枢之所在,乃维持、调节和指挥整个人体生命活动的最高主宰。

二、脑为髓海,脑藏神、主神明,总统诸神

脑乃髓汇集之处,为藏神之脏。《灵枢·五癃津液别论》说:"五谷之津液,和合而为膏者,内渗于骨空,补益脑髓。"《素问·五脏生成篇》云:"诸髓者皆属于脑。"《灵枢·海论》又云:"脑为髓之海,其输上在于其盖,下在风府。"都明确地提出了脑是髓汇集的地方,并由五谷之津液和合而成。《灵枢·本神》云:"故生之来谓之精,两精相搏谓之神。"《灵枢·经脉篇》又曰:"人始生,先成精,精成而脑髓生。"论述了脑髓与脑神的关系,在胚胎形成之时,便开始形成脑髓,神也就藏于脑中。《素问·脉要精微论》云:"头者,精明之府。"是脑藏神的一个依据。《黄庭内景经·至道章》亦云:"泥丸百节皆有神""脑神精根自泥丸。"李时珍《本草纲目·辛夷》指出:"脑为元神之府。"孙思邈《千金方·灸法门》云:"头者,人神所注,气血精明三百六十五络上归头。"指出了头是人体最重要的器官,是神汇集之处。程杏轩《医述》引《会心录》曰:"盖脑为神脏,谓之泥丸宫,而精髓藏焉。……脑脏伤,则神志失守。"更加明确地从生理、病理两方面指出了脑具有藏神的作用。

脑藏神,主神明,具有总统诸神之作用。陈无择《三因极·病证方论·头痛证治》曰:"头者,诸阳之会,上丹产于泥丸宫,百神所聚。"喻昌在《寓意草》中亦说:"头者,泥丸宫,主一身之神明。"张锡纯《医学衷中参西录》云:"神明之体藏于脑。"这些记载均反映了脑具有主神明之作用。《黄庭内景经》曰:"神在头曰泥丸宫,总众神也。"《颅囟经》亦云:"太乙元真在头曰泥丸,总众神也。"《医宗金鉴》说:"脑为元神之府,以统全身。"

中医学的"神"有广义之神和狭义之神。广义之神是指生命的外在征象,也即每一个正常的

机体一切生命功能状态,如思维意识、精神状态、语言气息、表情动态、面目五色等的外象表露。而狭义之神却可以概括为三个方面的含义,一为直觉和思维过程,如《灵枢·本神》所指的神、魂、意、志、思、虑等,这主要是指感知、记忆、思维、想象、志意等过程;二是指情感过程,即喜怒忧思悲恐惊,称为七情,亦称五志,分属五脏,五志的表露反映五神的变化;三是创造性思维,如《素问·八正神明论》所云,"神乎神,耳不闻,目明,心开而志先,慧然独悟,口弗能言,俱视独见,适若昏,昭然独明,若风吹云,故曰神。"所谓神明,亦称神志,是指人的精神、意识、思维活动,即脑对外界事物的反应。脑总统诸神是指脑主之神明(脑神)对五脏神——神、魂、魄、意、志具有统帅作用,成为协调、控制诸脏器,保持机体高度统一、有序的中枢。因此,脑主神明功能正常,则精神振奋、意识清楚、思维敏捷、机灵善变、记忆力强、语言清晰,情志活动正常。反之,则精神萎靡、意识不清、思维异常、反应迟钝、记忆力差,甚至胡言乱语、举止失常、昏迷等。

在我国,历代医家由于种种原因,大多将脑的功能归属于心,但也有不少医家已明确提出了"脑主神明"之观点,而且对"心主神明"与"脑主神明"之关系进行了阐发,如隋·杨上善指出:"头者,心神所居。"明代医家李梴在《医学入门·心》中说:"心者,一身之主,君主之官。有血肉之心,形如未开莲花,居肺下肝上也;有神明之心,神者,气血所化,生之本也,万物由之盛长,不着色象,谓有何有,谓无复存,主宰万事万物,虚灵不昧是也。然形神亦恒相因。"他明确地指出了人心有二:一是藏于胸中,推动血行的"血肉之心";二是无具体形态可言的主宰人体生命活动的"神明之心"。而与其年代相仿的李时珍却在《本草纲目·辛夷》中提出了"脑为元神之府"的看法。至清代,认为神藏于脑者,更不乏其人,如清代著名医家汪昂、王清任等皆持此说。强调脑主神明,并不是完全否认心对神志活动的作用,因为心主血脉,而血是神志活动的物质基础,故只有心主血脉功能正常,大脑才能得到血液的充分濡养而正常发挥其主神明、统诸神的作用。

三、脑主感觉认知

脑主感觉认知是指脑具有接受外界客观事物并加以初步辨别、综合和作出反应的能力。脑本身并不与外界相通,但脑可通过感官如目之视、鼻之嗅、耳之闻、口之味把一些表面的、具体的、片面的现象反映于脑,并由脑加以初步辨别、综合、分析,作出反应,即感性认识。人体最敏感的感知器官是耳、目、口、鼻等,《灵枢·邪气脏腑病形》云:"十二经脉,三百六十五络,其血气皆上于面而走空窍,其精阳气上走于目而为睛,其别气走于耳而为听,其宗气上出于鼻而为嗅,其浊气出于胃走唇舌而为味。"《脾胃论》引张洁古语云:"视听明而清凉,香臭辨而温暖,此内受脑之气而外利九窍者也。"《医林改错·脑髓说》云:"两耳通于脑,所听之声归于脑,……两目系如线,长于脑,所见之物归于脑,……鼻通于脑,所闻香臭归于脑。"王宏翰在《医学原始·卷二·记心辩》中说:"五官居身上,为知觉之具。耳目口鼻聚于首,最高最显,便与接物。耳目口鼻之所导入,最近于脑,必以脑先受其象,而觉之,而寄之,而剖之,而存之也。"这些均说明五官诸窍通于脑,都有赖于脑的作用,每种感觉的功能都是脑之功能活动的具体表现,各窍所接受的不同信息也必然要反映于脑。脑主感觉功能正常,则各种感觉正常,视物精明,听力正常,嗅觉灵敏。若其功能失常,则表现为听觉失聪、视物不明、嗅觉不灵、感觉迟钝等病变。

四、脑主思维

思维是人体精神意识活动的一部分,脑主思维指脑具有主宰认识、分析事物,并作出进一步判断、概括、推理、归纳、演绎的功能。这种在感性认识的基础对事物的本质和规律的把握,即理性认识。《灵枢·五色篇》云:"积神于心,以知今往。"王冰则指出此"神"乃"神智道悟",即人之思维活动。汪昂在《本草备要·辛夷》中不仅对人们思维动态作了具体、形象地描述,还明确地指出思维由脑所主宰:"今人每记忆往事,必闭目上瞪而思索之,此即疑神于脑之意也。"程杏轩《医述》引《医参》曰:"脑髓纯者灵,杂者钝,耳目皆由此禀令,故聪明焉。"《灵枢·本藏篇》云:"志意者,所以御精神,收魂魄,适寒温,和喜怒者也。""御、收、适、和"都是思维活动的最终结果。御,有统率、支配与协调的意思;收,有接收、受纳的意思;适,有调和、适应的意思;和,有调和之意。张景岳《类经·脏象类》说:"魄之为用,能动能作,痛痒由之而觉也。"由此可见,凡人的精神、动作、痛痒由来及适应寒温变化等都是由志意思维所统,由脑所主宰。只有志意正常,这些功能才能正常,正如《灵枢·本藏篇》所云:"志意和,则精神专直,魂魄不散,悔怒不起,五藏不受邪矣。"

五、脑主记忆

脑主记忆是指脑具有记忆事物的功能。《春秋纬元命苞》云:"脑之为言在也,人精在脑",人之精明在脑,因而有存储记忆之功能。汪昂《本草备要·辛夷》云:"人之记忆,皆在脑中。小儿善忘者,脑未满也;老人健忘者,脑渐空也。凡人外见一物,必有一形影留于脑中";王清任《医林改错·脑髓说》云:"灵机记性不在心在脑,……所以小儿无记性者,脑髓未满。高年无记性者,脑髓渐空";王学权《重庆堂随笔》说:"人之记性,含藏在脑,……水足髓充,则元神精湛而强记不忘",这些论述不仅说明了脑具有主司记忆之功能,而且说明了脑主记忆之功能是通过髓实现的,髓海充足与否决定着记忆功能的强弱,髓海充足则记忆牢固,不足则反之。

六、脑主五志

人类的情志活动是机体对外界刺激或既往刺激作出的相应反应和调节。"五志"是指喜、怒、忧、思、恐五种情志而言。五志不仅与精神活动有着密不可分的关系,而且又属于精神活动的一个重要组成部分,情动于外而神舍于内,情志的变化依赖于神志的运握。由于脑为一身最高主宰,具有藏神、主神明、总统众神之功,故脑可统五志。只有脑主五志正常,五脏才能顺应安和而有正常化生。反之,太过或不及都可导致脑病和五脏六腑不和的病变。

七、脑主运动

运动不仅与脑有密切联系,而且由脑所统帅。王宏翰在《医学原始》中说:"脑颅居百体之首,为五官四司所赖,以摄百肢,为运动知觉之德",强调了脑主司运动。《素问·六节藏象论》有"肝者,罢极之本",肝"其充在筋"之说;《素问·五脏生成篇》亦有"肝受血而能视,足受血而能步,掌受血而能握,指受血而能摄"之论,这些论述均认为运动与肝、血有关,并强调了只有运动器官得到了血液的充分濡养,才能发挥其正常功能。若从运动之主司角度而言,其仍在脑。运动功能正常与否,由髓海决定,而"脑为髓之海",正如《灵枢·海论》所云:"髓海有余,则轻劲多力,自过其度;髓海不足……胫酸眩冒,……懈怠安卧。"唐容川《医经精义》曰:"精以生神,精足神强,自多伎巧。髓不足者力不强,精不足者智不多。"张锡纯在《医学衷中参西录》中云:"人之脑髓空者,……甚或猝然昏厥,知觉运动俱废,因脑髓之质,原为神经之本源也。"指出脑为运动之总根源。王清任在《医林改错·脑髓说》中又说:"脑渐生,……舌能言一二字,……目有灵动。"这说明脑亦司舌、目之运动。

八、维系经络

人体四肢百骸、五官九窍、皮肉筋骨等依靠经络的联系,使机体内外上下保持着协调和统一。在十二经中,六阳经上循头面,十二经别亦循于头顶,通过头面空窍,脑与全身经脉相互联系。脑之所以能主宰人体的精神和躯体活动,是通过经络来运行气血,协调内外,联系脏腑和肢节。如果经络传导和运载功能正常,则思维敏捷、视物清晰、言语正常、动作准确;如果经络功能失常,脑髓之气不能外彰,则可出现精神不振、思维混乱、动作失调、言语错乱等。

九、脑主调节

脑主调节是指脑具有自身调节和调节机体全身两方面的作用。脑具有自身调节作用,在正常生理状态下,昼则精明、夜则安眠,调节自身的劳动与休息。脑为人体之最高主宰,只有脑具有"统领官骸,联络关节"(朱沛文《华洋脏象约纂·脑论》)而调节诸脏器协调一致之作用,因此机体内外环境的平衡有赖于全身各脏腑经络气血的协同作用,而脑在其中起着主导作用。《云笈七签·元气论》指出:"脑实则神全,神全则气全,气全则形全,形全则百关调于内,八邪消于外。"说明脑神的调节,使天、地、人三者协调统一,达到"阴平阳秘,精神乃治"的正常生理状态。

第四节　脑的生理特性

一、脑为中清之脏,喜盈而恶亏

脑为至清之脏,不能容邪,犯之则病,《证治准绳》云:"盖髓海真气所聚,卒不受犯,受邪则死不可治。"同时"脑为髓之海",髓属液,至清至纯,只有水谷精微中"和合而为膏者"(《灵枢·五癃津液别》),才能藏之于脑,以荣脑养骨,较之五脏之气血津尤为所贵,《医述》云:"脑为髓海……脑髓纯者灵,杂者钝……"故脑为中清之脏。由于"诸髓者皆属于脑",脑的记忆、主运动等功能,均通过髓实现,只有脑髓充足,才能"轻劲多力"。若脑髓亏虚,则会出现"脑转耳鸣,胫酸眩冒,目无所见,懈怠安卧"(《灵枢·海论》)等症,因此脑髓喜盈而恶亏。

二、脑为纯阳之脏

脑居头颅,属天阳之位,至高之巅,赖阳气通达,才能"若天与日",使脑髓转运疏泄,以敷布于周身。再者,"头为诸阳之会",手足阳经交会于头面,督脉主一身之阳,足太阳经为巨阳,皆上头而通脑,故脑为纯阳之脏。

三、脑喜静恶动

脑藏精气而不泻,脑藏元神,以清静明亮内持为贵,动扰则掉摇散乱,无所适从,正如《奇效良方》云:"脑喜静谧而恶动扰,静谧则清明内持,动扰则掉摇散乱。"在正常生理状态下,清阳出上窍,浊阴走下窍,两不相干。当人体脏腑功能失常,清浊相干导致气机逆乱,可上扰于脑而为病。养生家所倡:"志闭而少欲,心安而不惧,形劳而不倦",就是顺应脑的喜静恶动这一特性提出的。

四、脑宜伸忌郁

脑主精神情志活动,具有宜伸忌郁之特性。精神情志活动正常,心情舒畅,则有利于脑之功能发挥。反之,若情志抑郁,精神不愉快,所思不遂,则不仅不利于脑之功能的发挥,甚至可产生脑病,如郁证、癫证、狂证、焦虑症等。治疗脑病较为常用的心理疗法便是依据脑的这一特性而提出的。

第五章　脑病的辨证方法

中医辨证方法很多。因脑病的范围广泛,内容丰富,几乎所有的辨证方法,诸如八纲辨证、病因辨证、气血津液辨证、脏腑辨证、经络辨证、卫气营血与三焦辨证等都常运用于临床。为更紧密地结合临床,现就脑病防治中最主要和最有意义的辨证方法分述如下。

第一节　八纲辨证

阴、阳、表、里、寒、热、虚、实八纲辨证是脑病辨证之纲要,而阴阳又为纲中总纲。通过八纲辨证可以分辨脑病的病邪和病证性质、病位的浅深和病势的进退等,为临床诊疗脑病提供基本的依据。

一、阴阳

阴阳是辨证的总纲。《素向·阴阳应象大论》说:"善诊者,察色按脉,先别阴阳。"疾病的证候表现再复杂而多变,也不出阴证和阳证两大类型,而脑病则尤为突出。脑为元神之脏,髓之海,而肾主藏精生髓,故肾之阴阳不足在脑病辨证中占有重要地位。在生理情况下,"阴平阳秘,精神乃治";在病理情况下,"阴胜则阳病,阳胜则阴病";在病危的情况下"阴阳离决,精气乃绝"。所以说,阴阳失调是脑病的基本矛盾,故辨证首当先别阴阳。

凡与"阴"的一般属性相一致的证候,皆可称为阴证,如里证、寒证、虚证等,其临床表现可见有精神萎靡,气弱声微,表情淡漠,面色苍白或暗淡,目光晦暗,口淡不渴,小便清长,舌淡苔白,脉沉等,多表现抑制衰退状态。凡与"阳"的一般属性相一致的证候,皆可称为阳证,如表证、实证、热证等,其临床表现可有精神兴奋,情绪高涨,声高气昂,多语多动,表情丰富,目光炯炯,口渴喜冷饮,小便短赤,舌红苔黄,脉数有力等,多表现兴奋亢进状态。

在脑病病危期,由于人体阴液严重匮乏,或阳气极度衰微,会出现亡阴或亡阳,均属危笃之候,应及时、准确地辨识。亡阴证表现为大汗而热,如珠如油,虚烦躁扰,渴而喜饮,四肢温和,面赤唇干,舌干红无津,脉躁疾无力等;亡阳则表现为可见冷汗淋漓,四肢厥冷,精神萎靡,面色苍白,口淡不渴,呼吸气微,舌淡而润,脉微欲绝等。

二、表里

表里是辨别疾病病位深浅的一对纲领。在脑病的发生发展过程中,有表证阶段,但多以里证为主,亦有表里证共存的情况,临证时应详加辨别,如在暑温、春温、流行性脑脊髓膜炎、流行性乙型脑炎的辨证中就应详辨表里。

三、寒热

寒热是辨别脑病性质的一对纲领。寒证与热证反映了机体阴阳的偏盛与偏衰,阴盛或阳虚的表现为寒证,阳盛或阴虚的表现为热证。寒热证临床表现极为复杂,随其表里部位及虚实性质的不同而各具特点。一般而言,寒证多见有恶寒喜暖,口淡不渴,痰涎清稀,面色苍白,小便清长,大便稀薄,舌淡苔白而润,脉迟或紧等表现;热证多见有恶热喜冷,渴喜冷饮,面红目赤,烦躁不宁,痰黄稠,小便短赤,大便干结,舌红苔黄,脉数等表现。同时,寒热证之间既可相互兼见而出现寒热错杂的证候,也可相互转化,特别是对真寒假热、真热假寒之证应仔细辨别。在脑病的发生发展过程中,寒热证与表里证,虚实证关系密切,切不可将它们孤立地看待,临床时应将它们的性质结合起来辨识。

四、虚实

虚实是辨别脑病过程中邪正盛衰的一对纲领。《素问·通评虚实论》云:"邪气盛则实,精气夺则虚。"凡正气不足,机体功能减退所产生的各种虚弱证候,皆称之为虚证,其特点是正虚而邪不盛。凡邪气实而正虚不明显的证候,皆称之为实证。在虚实辨证中,应注意虚实的转化,兼夹及虚实的真假,在虚实兼夹中还应详细辨别虚实之偏重、缓急,才不至于犯"虚虚实实"之戒。

第二节　气血津液辨证

气血津液辨证是判断疾病中有无气血津液的亏损或运行障碍。脑赖气以用、赖血以养、赖津以润、赖液以濡,若气血津液发生病变,则脑病发生。同时脑病形成之后,亦可引起气血津液的病变。

气虚则脑失其用,功能失常而出现神疲乏力、头目晕眩、少气懒言、动则益甚、舌淡、脉虚等;气机郁滞,则可见精神神志失常的表现。气机逆乱、上扰于脑,则可见头痛、眩晕,甚则昏厥。若五志过极,气机闭塞,可出现神昏或晕厥肢厥等症。

若血虚则脑失所养,而见头空痛、眩晕耳鸣、健忘、不寐、神疲乏力、肢体麻木,甚则突然晕厥、面色淡白、舌淡脉细无力等。血热则脑神被扰可致心烦失眠、神昏谵语、躁扰不宁,甚则发狂、手足抽搐等。血瘀脑络可见头脑刺痛、固定不移,夜间尤甚,或见痴呆、半身不遂、舌强语謇等。

由于气血在生理上相互依存、相互为用,所谓"气为血帅,血为气母";在病理上亦密切相关,在脑病发生发展过程中,气血同病者常见。因气机郁滞致血行不畅,而形成气滞血瘀之证;气虚推动无力可出现气虚血瘀之证;气虚血不得以化生,或失血过多均可致气血两虚,脑失所养。

同时,在脑病中由于津液代谢失常而形成痰浊,水饮停滞脑部,则可表现出头痛、眩晕、恶心呕吐等,甚则出现精神神志异常。

第三节　脏腑经络辨证

脏腑经络辨证是脑病辨证的基础。脑与脏腑、经络关系密切,脑病虽病位都涉及脑,但与其他脏腑、经络密切相关。因此在脑病辨证中,脏腑、经络辨证具有重要地位。脑与五脏、经络的关系,前面已有所涉及。这里重点谈脏腑经络辨证在脑病辨证中的意义。

五神即神、魂、魄、意、志,是五脏正常功能的外在表现和客观反映,由脑所主。就脑与五脏之用而言,脏腑功能失调,五神为病,则必伤及于脑。就脑与五脏之体而言,气血精液是神用的物质基础,五脏所藏精气,是为其体,故气血津液精出现不足,既病及五神,亦必病及于脑,所以强调脏腑辨证,对确立从脏治脑的原则是有十分重要的意义。

经络是人体气血运行的通路,《灵枢·九针》云:"人之所以成者,血脉也。"《灵枢·官能》亦云:"人之血气精神者,所以奉生而周于性命者也;经脉者,所以行血气而营阴阳,濡筋骨,利关节者也。"这就是说,血气布达全身,必须通过经络才能运行不息和转注全身。脑之生理功能正常发挥,是通过经络来运行气血,协调内外,联系脏腑和肢节。如经络传导和运载功能正常,则可表现出思维敏捷、视物清晰、言语正常、动作准确。在病理情况下,经络既是病邪传变的途径,又可以表现出自身一定规律性的证候。这些证候,既与每一经脉生理活动范围与病理反应及部位表现出一致性,也与每一经脉相关脏腑生理病理变化有着密切关系。《灵枢·经脉》对每一经脉所列举的"是动病""所生病"的归纳就是这一规律的总结。分析"是动病""所生病"的规律,不难看出,它是脏腑经络气血发病规律的综合。而这一综合关乎神的变化占了很大的比重。如各种疼痛、指(趾)不用、舌强、体不能摇、厥、不能卧等。也由于十二经脉皆赖经气(即神气)以为运行之动力,故此脑神实际指挥着经气的运行。所以在病理情况下,脑病必反映于经络;同时,如果经络功能失常,脑髓之气不能外彰,则可表现为精神不振、思维混乱、动作失调、言语错乱等。

因此,脑病辨证离不开脏腑经络辨证,脏腑经络辨证是脑病辨证的基础。

第四节　卫气营血和三焦辨证

卫气营血辨证在脑病中的暑温、春温、流行性脑脊髓膜炎、流行性乙型脑炎等疾病中常用,但在这些疾病中卫分证候多较短暂,而多见气分及营血分证候。气分证候多见发热、心烦懊侬、坐卧不安,或时有谵语、狂乱、面红目赤、便秘溲赤、舌红苔黄、脉数有力等症。营分证候多见身热夜甚、心烦不寐,甚则神昏谵语、斑疹隐现、口不渴、舌质红绛、脉细数等症。血分证候多见烦热躁扰、昏狂、谵妄、斑疹显露,或见抽搐、颈项强直、角弓反张、目睛上视、牙关紧闭,或神疲欲寐、耳聋、形瘦,或手足蠕动等。在卫气营血辨证中,还应注意卫气营血相兼证候的鉴别。

三焦辨证在脑病的暑温等病中常用。在上焦病证中极易出现逆传心包,而见发热、神昏谵语,或昏聩不语、舌謇等症。中焦病证可见发热、面目红赤、呼吸气粗、大便燥结,甚则神昏谵语、舌红苔黄燥、脉数有力等。下焦病证可见身热颧红、手足心热、神疲、耳聋,或手足蠕动,或瘕痕、舌绛苔少,甚或时时欲脱等症。

第五节 辨证与辨病相结合

前已述及,知病必先知证,而知证又必先知病。只有病的诊断无误,那么辨证也就有了规范;也只有辨证准确无误,那么辨病也就有了客观基础。例如,中风病一经诊断成立,就要根据先兆期、急性期、恢复期的演变规律而捕捉证的变化,为临床治疗提供确切依据。

同时,借鉴西医的辨病,结合中医的辨证也不无裨益。西医辨病是辨西医的病,根据现代医学物理,生化等检查所明确西医的诊断,再进行中医的辨证,从而提高了防治的主动权。在脑病的诊断中,将辨病与辨证有机地结合起来,具有一定的优越性,有利于疾病的治疗,如中风,可包括西医的脑出血、脑梗死、蛛网膜下隙出血,治疗方法也有所不同,如果辨明了病,就可在辨证论治的基础上适当加减,这将有利于提高疗效,并可以更好地把握疾病的发展规律,有利于判断疾病的预后。目前中医学对疾病疗效的判断尚缺乏足够的、客观的指标,如果不辨明西医的病,就很难观察疗效,总结经验。因此辨证与辨病相结合,在脑病防治中具有重要意义。

第六章　常见脑病的诊断与治疗

第一节　急性脑血管病

急性脑血管病是一组急性血管源性脑功能障碍的病证,又称脑血管意外或脑卒中。临床上根据病因病理不同分为出血性和缺血性两大类。主要病因为高血压性脑动脉硬化和脑动脉粥样硬化,此外还有心脏病、先天性脑动脉病变、脑动脉炎、肿瘤、外伤和血液病等。常见的病种有脑梗死、脑出血、蛛网膜下腔出血等,脑梗死占急性脑血管病中的65%以上,脑出血约占全部急性脑血管病的20%,故本节着重叙述此2类病种。

急性脑血管病的发病率、病死率、致残率都很高,它与恶性肿瘤、心脏病是导致全球人口死亡的三大主要疾病;资料显示,我国脑血管疾病在人口死因中仅次于恶性肿瘤,排第二位,在不少城市中已居首位,其中男性发病率略高于女性,年龄与发病、死亡呈正相关性,脑出血的病死率远高于脑梗死的病死率。

急性脑血管病归属于祖国医学"中风"范畴,是由于脏腑功能失调,气血逆乱,产生风、火、痰、瘀,导致脑脉痹阻或血溢脑脉之外。临床以突然昏仆、不省人事、半身不遂、口舌歪斜、言语謇涩或不语、偏身麻木为主症,并且具有起病急、变化快,如风邪善行而数变的特点。

历代医家对"中风病"的论述颇多。《内经》对本病的病因病机、病位和临床表现有详细记载,其病名有"大厥""薄厥""偏枯""痱风"等;在病因方面,有《素问·风论》:"入房汗出中风,则为内风";《灵枢·刺节真邪》:"虚邪偏客于身半,其入深,内居营卫,营卫稍衰,则真气去,邪气独留,发为偏枯"等外因说,还认识到本病的发生与个人的体质、饮食、精神刺激等内因有关,如《素问·通评虚实论》:"仆击、偏枯……肥贵人则膏粱之疾也";《素问·生气通天论》:"阳气者,大怒则形气绝,而血菀于上,使人薄厥";《素问·调经论》:"血之与气,并走于上,则为大厥"等论述。据此气血并逆于上之说,结合《素问·玉机真脏论》中"忽忽眩冒而巅疾",可见中风病变的部位在头部。

从病因学的发展来看,大体分为两个阶段。唐宋以前多以"内虚邪中"立论,如《金匮要略》认为中风之病因为络脉空虚,风邪入中。唐宋以后,特别是金元时期,许多医家以"内风"立论,可谓中风病因学说上的一大转折。其中刘河间力主"心火暴甚";李东垣认为"正气自虚";朱丹溪主张"湿痰生热";王履则从病因学角度将中风病分为"真中风"和"类中风"。明代医家张景岳倡导"非风"之说,提出"内伤积损"的论点。至清代,医家叶天士、沈金鳌、尤在泾、王清任等进一步丰富了中风病的治法和方药,形成了比较完整的中风病治疗法则。晚清及近代医家张伯龙、张山雷、张寿甫等人总结前人的经验,开始结合西医知识,探讨中风的发病机制,认识到中风病的发生主要在于年老体衰,阴阳失调,气血逆乱,直冲犯脑。至此,本病的发病机制、证治规律日趋完善。近年来对中风病的预防、诊断、治疗、康复、护理等方面逐步形成了较为统一的标准和规范,治疗方法多样化,疗效也有了较大提高。

一、病因病机

(一)中医病因病机

中风的发生,主要是由于患者平素气血亏虚,心、肝、脾、肾等脏腑阴阳失调,加以忧思恼怒、劳倦内伤、嗜酒饱食、房室劳累、外邪侵袭等诱因,致瘀血阻滞、痰热内蕴,或肝阳暴涨、阳化风动、血随气逆、夹痰夹火、横窜经隧、上冲于脑,导致脑脉痹阻或血溢脑脉之外,引起猝然昏仆、半身不遂诸症而发病。本病的病因病机颇为复杂,从临床来看,常与以下因素有关。

1.积损正衰

"年四十而阴气自半,起居衰矣。"年老体弱,或久病气血亏损,复因将息失宜,元气耗伤,脑脉失养。气虚则运血无力,血流不畅,而致脑脉瘀滞不通;阴血亏虚则阴不制阳,内风动越,夹痰浊、瘀血上扰清窍,突发本病。正如《景岳全书·非风》篇说:"猝倒多由昏愦,本皆内伤积损颓败而然。"

2.劳倦内伤

"阳气者,烦劳则张。"烦劳过度,易使阳气升张,引动风阳,内风旋动,则气火俱浮,迫血上涌,或夹痰夹瘀,上壅清窍。因肝阳暴涨,血气上涌骤然而中风者,病情多重。

3.饮食不节,脾失健运

嗜酒肥甘、饥饱失宜,或形盛气弱、中气亏虚,致使脾胃受伤、脾失运化、聚湿生痰、郁久化热、痰热互结、阻滞经脉、上蒙清窍;或素体肝旺、气机郁结、克伐脾土、痰浊内生;或肝郁化火、痰郁互结、携风阳之邪、窜扰经脉,发为本病。此即《丹溪心法·中风》所谓"湿土生痰,痰生热,热生风也。"

4.情志所伤,五志过极

七情失调,肝失条达,气机郁滞,血行不畅,瘀阻脑脉;五志过极,暴怒伤肝,或心火暴盛,导致肝阳暴涨,风火相煽,血随气逆,上冲犯脑。凡此种种,均易引起气血逆乱,上扰脑窍而发为中风。正如《素问玄机原病式·火类》说:"多因喜、怒、思、忧、恐之五志有所过极而卒中者,由五志过极,皆为热甚故也。"

5.气虚邪中

气血不足,络脉空虚,风邪乘虚入中经络,导致气血痹阻,肌肉筋脉失于濡养;或形盛气衰,痰湿素盛,外风引动痰湿,痹阻经络,此即古人所谓"真中"。如《诸病源候论·风偏枯候》说:"偏枯者,由血气偏虚,则腠理开,受于风湿,风湿客于身半,在分腠之间,使血气凝涩,不能润养,久不瘥,真气去,邪气独留,则成偏枯。"

气候骤变、烦劳过度、情志相激、跌仆努挣等,均可诱发或加重本病。本病初起时,如仅见半身不遂、偏身麻木、口舌歪斜、言语謇涩而神志清醒者,乃清窍未被蒙塞,病情尚轻;若病情进一步发展,渐见神昏或初起即见昏仆不知,则病情危笃,甚或合并呕血、便血、厥脱者,均为难治。

综观本病,病位在脑髓血脉,与心、肾、肝、脾密切相关。病性多为本虚标实,上盛下虚。其本为肝肾阴虚,气血衰少,其标为风火相煽,痰湿壅盛,瘀血阻滞,气血逆乱。急性期每以标实为主,痰浊、邪热、瘀血、肝风等标实症状较为突出;恢复期则多虚实夹杂,气虚、阳虚、阴虚等虚象显现,后遗症期虽仍可见瘀血、内风、痰浊等表现,但多以气阴不足,阳气虚衰为主。其基本病机为气血逆乱,上犯于脑。其病机概而论之不外虚(阴虚、气虚)、火(肝火、心火)、风(肝风、外风)、痰(风痰、湿痰)、气(气逆)、血(血瘀)六端,此六端多在一定条件下相互影响,相互作用而突然发病。

(二)西医病因病理

1.急性脑血管病的危险因素

急性脑血管病的危险因素分为可干预和不可干预两类,其中,可干预的危险因素有高血压、心脏病、糖尿病、短暂脑缺血发作(TIA)和脑卒中史、吸烟、肥胖、酗酒、抗凝治疗、无症状性颈动脉狭窄、脑动脉炎等;不可干预的危险因素有年龄、性别、种族、遗传因素等。其中高血压、糖尿病是各类急性脑血管病重要的独立危险因素,急性脑血管病的发生概率和血压升高程度呈正相关。

2.急性脑血管病基本病因

现代医学认为,引起急性脑血管病的因素多种多样,有血管壁病变因素、血流动力学因素、血液成分改变因素等,而这些因素中又与遗传、代谢、内分泌、饮食嗜好等因素相关。临床上往往是多个因素同时存在,共同作用,逐渐演变,最后在各种诱因作用下,由量变至质变,导致脑血管病的急性发作。而血管壁病变是大多数急性脑血管病的发病基础;高血压和动脉硬化是急性脑血管病的主要病因。

(1)血管壁病变。

1)高血压性脑细小动脉硬化:这是急性脑血管病的常见原因,由于长期高血压导致细小动脉纤维素样坏死和形成微动脉瘤是出血性脑血管病的主要原因;引起细小动脉管壁增厚、管腔狭窄及微动脉瘤内血栓形成则是腔隙性脑梗死的主要原因。

2)脑动脉粥样硬化:在血流动力学作用下,粥样硬化斑块可破裂、溃疡、出血,诱发局部血栓形成,引起动脉闭塞及其供血区脑梗死;脱落的粥样硬化斑块或血栓碎片可成为动脉脑栓塞的栓子。

3)其他:血管先天性发育异常和遗传性疾病(如动脉瘤、动静脉畸形、淀粉样脑血管病)、各种感染和非感染性动、静脉炎、中毒、代谢及全身性疾病导致的血管壁病变也可引起各类急性脑血管病。

(2)血流动力学改变。瞬时高血压是出血性脑卒中的重要诱发因素;一过性低血压、血容量不足、心脏病等引起的血流动力学改变是缺血性脑卒中的诱发因素。

(3)血液成分异常。红细胞增多症、高脂血症、高血糖症、异常球蛋白血症、骨髓病等可引起血液黏度增高,血流缓慢,易导致缺血性脑卒中;凝血和纤溶系统功能障碍,如血小板减少或功能低下、血小板增多、白血病、血友病、大量服用抗凝药、长期口服避孕药等,均可引起或诱发各种急性脑血管病。

其他原因如大血管邻近的病变(如颈椎病、肿瘤)压迫造成脑供血不足、颅外形成的各种栓子等;少数患者原因不明。

3.急性脑血管病的发病机制和病理

(1)脑梗死的发病机制和病理。脑梗死又称缺血性脑卒中,是各种原因导致脑动脉血流中断,局部脑组织发生缺氧缺血性坏死,而出现相应神经功能缺损。根据病理机制不同可将其分为动脉血栓性脑梗死、脑栓塞和腔隙性脑梗死等类型。

动脉血栓性脑梗死最常见的病因为脑动脉粥样硬化,高血压、糖尿病和高脂血症可加速动脉硬化的发展。少见的病因有脑动脉炎、结缔组织病、先天性血管畸形、真性红细胞增多症、血高凝状态、血小板增多症等。脑动脉系统中,由于动脉粥样硬化好发于颅内大动脉的分支和起始部、颈内动脉虹吸部,故动脉血栓性脑梗死的好发部位为大脑中动脉、颈内动脉的虹吸部及起始部,其次是大脑后动脉、椎动脉、基底动脉等。

血栓形成机制:动脉粥样硬化、各种动脉内膜炎等引起血管内皮损伤后,血小板黏附于局部,释放血栓素 A2、5-羟色胺、血小板活化因子等,使更多的血小板黏附、聚集,形成一个不很牢固的白色血栓;白色血栓破裂、脱落后可成为栓子,栓塞远端血管。血小板激活后,在损伤血管的组织因子及血小板因子的作用下,启动凝血"瀑布",最后使纤维蛋白原变成纤维蛋白,与红细胞一起形成牢固的红色血栓,即闭塞性血栓形成。

由于脑动脉有丰富的侧支循环,以及脑血流量自动调节功能,逐渐发生的动脉硬化斑块一般不出现症状,管腔狭窄超过80%才会影响脑血流量。当血流量降至一定限度,形成梗死灶。梗死灶中心区血流量处于膜功能衰竭阈值[平均血流量 10 mL/100(g·min)]以下,神经元已发生不可逆损害,在中心区周围存在一个缺血边缘区,称为缺血半暗带或半影带,该区域血流量处于神经元电功能衰竭阈值[平均血流量 20 mL/100(g·min)]与膜功能衰竭阈值之间的"临界"水平,如血流立即恢复,半暗带神经元功能可恢复正常;但缺血时间过长(1 周左右),或血流量继续下降,则成为梗死灶的扩大部分。

梗死区脑组织在动脉闭塞 24 h 内仅轻度肿胀,24 h 后变软,48 h 后明显变软,光镜下神经细胞大片消失,可见吞燃大量脂质后胞浆呈网状的格子细胞,病灶边缘水肿明显,并有点状出血。7~14 天,梗死区坏死、液化。3~4 周后坏死组织被吞噬、清除,小梗死灶逐渐被胶质瘢痕所代替,大病灶形成中风囊,内有液体。基底节等处小动脉硬化引起的微梗死,可形成多个小腔,称为腔隙性脑梗死。少数梗死区的坏死血管,再灌注时可继发性出血,出现点状、片状或融合成大片出血,称为出血性梗死。

脑栓塞最常见的栓子来源为心源性。风湿性心脏病二尖瓣狭窄合并心房颤动时,左心房扩大,心肌收缩无力,血流缓慢淤滞,易发生附壁血栓,血流不规则易使血栓脱落形成栓塞;感染性心内膜炎、二尖瓣脱垂、心肌梗死、心肌病、心律失常等均会形成赘生物或附壁血栓,脱落而成为栓子;近年来心脏外科的发展,增加了心源性脑梗死的发病;脑栓塞少见的原因有左心房黏液瘤脱落、先天性心脏病房室间隔缺损将来自静脉血栓子压入左心产生的反常栓塞等。非心源性脑栓塞有长骨手术或骨折的脂肪栓塞、癌细胞栓塞、寄生虫卵栓塞、各种原因引起的血液中空气、异物栓塞,其他少数病例栓子来源不明。脑栓塞多发生于颈内动脉系统,尤其大脑中动脉多见,其病理改变和动脉血栓性脑梗死基本相同,但由于栓子阻塞动脉较突然,常引起脑血管痉挛,使缺血性损害更为广泛严重,约50%以上患者可继发出血性梗死,可多发或反复发作。

(2)脑出血的发病机制和病理。脑出血的最主要病因是高血压脑内细小动脉硬化,此外还有导致脑动脉管壁薄弱的其他疾病,如先天性脑血管畸形、动脉瘤、淀粉样脑血管病、脑动脉炎及血液病(白血病、再生障碍性贫血、血小板减少性紫癜和血友病等)、抗凝或溶栓治疗等;此外,还有继发于梗死的出血,绒癌脑转移及其他恶性肿瘤累及血管引起脑内出血等。

目前认为,持续高血压可使脑内小动脉硬化、透明变性、纤维素样坏死,形成微动脉瘤,当血压骤然升高时破裂出血;这种微动脉瘤已被微血管造影所证实,显微镜下可见250 μm以下的微动脉瘤,主要为沿动脉呈囊状的微小动脉瘤。此外薄弱的纤维素样坏死的动脉壁也易破裂出血。由于脑内动脉壁薄弱,中层肌细胞及外膜结缔组织均少,且无外弹力层,这种结构特点可能是脑出血明显多于其他内脏出血的原因。

高血压性脑出血多为脑动脉深穿支破裂所致,80%发生在基底节附近,其中以壳核区最多见,该区的供血动脉为大脑中动脉的深穿支-豆纹动脉,其外侧支最易破裂,俗称出血动脉;其次为丘脑区,其供血动脉为丘脑深穿通动脉和丘脑膝状动脉。另外,发生在脑桥、小脑和脑叶的也不少。出血时,脑内形成大小不等的血肿,可直接破坏脑组织,压迫周围脑组织,引起脑水肿、颅内压增高,严重时可出现脑疝;出血量大时可破入脑室或蛛网膜下隙;位于颅后窝的血肿可直接损害脑干,病情凶险。急性期后,周围组织水肿逐渐消退,血肿内血块溶解,并被吞噬细胞清除,小出血灶可形成胶质瘢痕,大者形成中风囊,内有含铁血黄素的黄色液体。

(三)预后与转归

1.脑梗死预后与转归

脑梗死的预后和转归受多方面因素的综合影响,包括梗死灶面积和部位、脑水肿程度以及是否有严重并发症等。

10%～20%的患者死于首次发病;急性期有意识障碍者,病死率最高,以无肢体瘫痪者的生命预后为最好。死亡原因主要为严重脑水肿、肺部感染、复发卒中或心肌梗死。

脑梗死复发率很高,尤其心源性脑栓塞栓子来源未去除者,起病2周内复发率达10%～20%,1年内复发率达60%以上;复发者恢复慢,致残率高,病死率高。

大片梗死引起神经系统功能障碍恢复很差,小梗死或腔隙性脑梗死则恢复较好,致残率低。神经缺损症状在起病半年内迅速好转,至第3年末尚可有所进步。但满1年半而尚不能自理生活者,即使以后肢体肌力尚可望有一定程度改善,但恢复正常的机会很小。血压、心脏、血糖检查均异常者,功能恢复不佳;发病时肢体肌力0级者,功能恢复预后最差。

2.脑出血预后与转归

脑血管病中脑出血的病死率最高,预后主要与出血部位,出血量,脑出血急性期表现,全身情况、发病年龄、并发症、治疗等密切相关。出血量大、全身情况差者,病死率高;脑干出血病死率高达70%,大脑半球出血病死率约为20%,总病死率为30%～40%;在发病后2～3天内死亡者最多,多为脑组织直接病损及严重脑水肿所致;首次发病的病死率随年龄的增高而增高。

预后风险的主要标志为:①昏迷时间长,程度深,逐渐加重。②有四肢强直发作,高热,呕血、血压过高或骤降,提示脑室出血累及下丘脑自主神经中枢。③瞳孔不等,忽大忽小,呼吸不规则,视神经乳头出血,提示有脑疝形成或累及脑干。④并发严重的呼吸、泌尿系统感染,心肺功能衰竭者。

存活患者中,残疾率达 70%。脑损害症状在起病后 2～6 个月内迅速好转,至第 4 年尚可有所进步。糖代谢正常者的功能预后相对为好;急性期肢体肌力 0 级的功能预后为最差。

二、临床表现及辅助检查

急性脑血管病起病急骤,变化迅速,其临床表现取决于发病类型、受损血管的部位、大小、程度、侧支循环等因素,本节主要叙述急性脑血管病常见证候、脑梗死、脑出血的临床表现以及常见并发症。

(一)急性脑血管病常见证候

1.急性脑血管病的症状与特征

(1)局灶性表现,指病变对侧中枢性面瘫及上下肢瘫痪。主要症状有如下几方面:①对侧偏瘫。病变的损害部位在大脑皮质额叶后部、内囊、大脑脚、脑桥下的皮质延髓束及皮质脊髓束。②对侧偏身感觉障碍。病变的损害部位在大脑皮质顶叶前部,内囊及丘脑。③对侧偏盲。病变损害的部位在一侧的枕叶、内囊,但顶叶的深部病变常出现同向上象限盲,额叶深部病变常出现同向下象限盲。④失语。为优势半球大脑皮质言语中枢损害所致。根据失语的性质分为运动性失语、感受性失语、命名性失语。⑤侧方注视麻痹。其病变部位多在额中回的后脑和脑桥。⑥共济失调。主要损害部位在额叶、顶叶、丘脑、红核、脑桥、橄榄核、小脑半球、小脑蚓部。⑦交叉瘫,指中枢性偏瘫的对侧伴有周围性的脑神经麻痹,它是脑干病变的特点。主要部位在中脑、脑桥、延髓,根据病变损害部位不同,而出现不同的脑干综合征。⑧交叉感觉障碍,指面部感觉障碍,同时出现对侧颈部以下的感觉障碍。病变的部位在脑桥被盖外侧部或延髓与上颈段脊髓。

(2)弥漫性脑功能减退的表现。主要症状有如下几方面:①类似神经衰弱症状。患者有头晕、头痛、记忆力减退,思维迟钝,理解和计算能力下降同时伴有情绪不稳,急躁易怒,失眠,头皮或四肢麻木等。这些症状是脑组织慢性供血不足而引起大脑功能减退。②脑血管病性痴呆。其主要原因是脑血管腔隙性梗死。临床表现为脑的器质性精神症状,如记忆障碍、定向力障碍、情绪消沉、性格孤僻、多疑或强迫观念。③假性延髓性麻痹。它是双侧半球损害的结果,主要病灶累及双侧的皮质脑干束、病变的部位以内囊为多见。主要表现为构音障碍、吞咽困难、呛咳、强哭强笑和下颌反射增强。④帕金森病。脑血管疾病可引起黑质和纹状体缺血,出现软化灶,因此可出现震颤性麻痹样表现,如不自主的震颤、运动减少、表情呆板、起床困难、行走慌张,有的伴智力和人格改变等。

2.颅内压增高

凡仰卧测量脑脊髓液压力超过 200 mmH$_2$O 时,就可定为是颅内压增高。头痛、喷射性呕吐、视盘水肿是颅内压增高的三大主症,严重时还常出现意识障碍、癫痫样发作,甚至脑疝形成而危及生命。

3.脑疝

临床上常见的脑疝为小脑幕切迹疝、枕骨大孔疝,临床表现除原有症状加重,如头痛、呕吐、意识障碍及肢瘫加重,并出现瞳孔散大或双侧瞳孔不对称,对光反应迟钝或消失,呼吸节律不规则,血压升高、心率减慢等表现,脑疝继续加重,出现呼吸和循环衰竭,甚至呼吸、心跳停止。

(二)脑梗死的临床表现

脑梗死根据病因病理不同,主要分为动脉血栓性脑梗死、脑栓塞和腔隙性脑梗死等类型。

1.动脉血栓性脑梗死

本病多见于 50～60 岁以上,多数有动脉粥样硬化、高血压、糖尿病、冠心病病史,约四分之一患者有过短暂性脑缺血发作史。半数以上患者发病前有某些未加注意的前驱症状,如头晕,面、舌、唇或肢体麻木等,通常在安静时或睡眠中发病。多数典型病例在数小时至 3 天内逐步发展加重而达到高峰。患者通常无头痛、呕吐、昏迷等全脑症状,少数可有不同程度的意识障碍,脑干梗死患者多起病即有昏迷。此外,还有几种较为特殊的临床进展方式。

缓慢进展型:系指在发病 2 周以后,病情仍逐步进展,常与全身或局部因素所致的脑灌流减少、侧支循环代偿欠佳、血栓向心性逐渐扩展等有关。此型易与颅内肿瘤、硬膜下血肿等病发生混淆。

完全性脑卒中:在起病 6 h 内病情即达高峰,病情一般较重,可有昏迷。

可逆性缺血性神经功能缺损:此型患者症状和体征持续超过 24 h,但 2～3 周内完全恢复,不留后遗症。可能是由于患者侧支循环迅速而充分地代偿,缺血尚未导致不可逆的神经细胞损害,形成的血栓不牢固,或伴发的血管痉挛及时解除等原因。

大片梗死型:由于较大动脉或广泛性梗死引起的大脑半球大片梗死,往往伴有明显的脑水肿和颅内压增高,可发生出血性梗死,病情严重,多在局灶症状出现后意识障碍逐渐加重,直至昏迷,甚至因脑疝而死亡。

动脉血栓性脑梗死神经功能定位症状和体征视闭塞的血管部位、梗死范围及侧支循环代偿情况而异。

(1)颈内动脉系统。脑梗死主要损害大脑半球额叶、顶叶及颞叶的一部分。

1)颈内动脉闭塞:颈内动脉梗死临床表现复杂多样,主要损害大脑半球额叶、顶叶及颞叶的一部分。可表现为病灶对侧的偏瘫、偏身感觉障碍及偏盲,如梗死发生在优势半球,可有失语;其他可见头痛、呕吐、抽搐等症状,也可表现出痴呆和其他精神症状。临床表现与侧支循环代偿情况密切相关,在眼动脉分出之前闭塞时,如脑底动脉环完整,眼动脉与颈外动脉分支间的吻合良好,可以完全代偿其供血,临床上可无任何症状和体征。

2)大脑中动脉闭塞:若大脑中动脉主干急性闭塞,大脑半球大片梗死,发生病灶同侧甚至对侧不同程度的广泛性脑水肿,起病后不久即有意识障碍和进行性颅内压增高症状,甚至发生脑疝,可出现昏迷、瞳孔不等大,甚至死亡。皮质支闭塞可见偏瘫、偏身感觉障碍,以面部及上肢为重;向对侧凝视麻痹或空间忽视;优势半球受累可有失语。深穿支闭塞出现对侧偏瘫,偏身感觉障碍,而没有皮质功能缺损症状;优势半球受损时,可有失语。

3)大脑前动脉闭塞:单侧大脑前动脉近端阻塞时因前交通支侧支循环良好可无症状。前交通支后阻塞时,额叶内侧缺血,可见对侧偏瘫、偏身感觉障碍,下肢较上肢为重,一般无面瘫,因旁中央小叶受累排尿不易控制。倘双侧受累,则有脑性截瘫,远端明显;伴精神症状、嗅觉障碍、共济失调、无动性缄默、尿失禁,并有强握等原始反射等。

(2)椎基底动脉系统脑梗死。椎基底动脉系统脑梗死主要病损部位在脑干、小脑、丘脑、枕叶及颞顶枕交界处。

1)椎动脉闭塞:椎动脉闭塞典型损害为延髓外侧梗死,出现延髓外侧综合征,表现为突起眩晕、恶心、呕吐、吞咽困难、声音嘶哑、构音障碍、对侧身体和同侧面部痛温觉减退、共济失调、霍纳征等。

2)基底动脉闭塞:基底动脉主干闭塞时常引起广泛的脑桥梗死,出现四肢瘫、去脑强直、眼球固定、瞳孔变小、意识障碍,常迅速死亡。基底动脉脑桥旁中央支闭塞引起脑桥腹侧梗死出现闭锁综合征,患者意识清楚,因四肢瘫、双侧面瘫、延髓性麻痹、不能言语、不能吞咽,只能以眼球垂直运动来表达自己的意愿。

3)大脑后动脉闭塞:大脑后动脉供应大脑半球后部、丘脑及上部脑干。皮质支闭塞时常见对侧偏盲,但中心视野保存(黄斑回避);也可无视野缺损,但有其他视觉障碍,如识别物体、图片、颜色或图形符号的能力丧失。中央支闭塞可累及丘脑,出现丘脑综合征,表现为对侧偏身感觉减退、感觉异常、丘脑性疼痛、锥体外系症状,如手足徐动、舞蹈、震颤等。

4)小脑梗死:较少见,由小脑上动脉、下前或下后动脉闭塞引起,可有眩晕、耳鸣、恶心、呕吐、平衡障碍、共济失调。患者有明显运动障碍而无肌力减退或锥体束征,大面积梗死继发脑水肿可压迫脑干而出现外展麻痹、同向凝视、面瘫、锥体束征;严重颅内压增高可引起呼吸麻痹、昏迷。

2.脑栓塞

由于病因不同,脑栓塞可发生于任何年龄,临床上以心源性脑栓塞多见。颈内动脉系统栓塞占四分之三,其中尤以大脑中动脉栓塞多见,约占所有脑栓塞病例的1/3以上,脑干栓塞较少见。安静时或体力活动时均可发生,起病急骤,往往数秒至数分钟内达到高峰。约15%的患者有头痛症状,多伴有呕吐;50%～60%的患者起病时有意识障碍,但持续时间较短,大血管或椎基底动脉栓塞时可迅速昏迷,可有明显的脑水肿及颅内压增高症状;由于存在较广泛的脑动脉痉挛,起病时约10%患者有癫痫发作;其神经功能障碍取决于栓子的数目、范围和部位,不同栓塞部位引起不同的神经系统症状和体征。

3.腔隙性脑梗死

多见于多年高血压病史的老年人,尤其是65岁以上者。多安静时起病,进展相对缓慢,有的可在长达36 h期间逐渐加重而达顶峰;一般无头痛、意识障碍等全脑症状,多数患者症状可完全恢复,预后良好;其临床表现取决于腔隙的独特位置。不少患者因病灶过小而无临床症状。

(三)脑出血的临床表现

脑出血常发生于50岁以上有高血压病史者,男多于女,大部分患者是在清醒、活动时发病,往往由体力或脑力紧张活动所诱发。起病突然,症状在几分钟至数小时达高峰,个别患者经24～48 h缓慢进展逐渐加重。发病时多有明显的血压升高,伴有头痛、头晕、呕吐、肢体瘫痪、失语,甚至意识障碍。临床表现视出血量、出血部位、机体反应和全身情况而异。出血量少者,可表现为单纯某一症状或体征,而始终无意识障碍表现;出血量大者,发病后短时间内即可陷入昏迷,全脑症状明显,出现脑水肿甚至脑疝;发生在脑干的出血,即使出血量不大,病情也较凶险。根据出血部位不同,其临床特征不同。

1.壳核出血

即内囊外侧型出血,是高血压脑出血最常见的类型,多由豆纹动脉外侧支破裂引起,血肿向内压迫内囊导致典型的"三偏"症状,即对侧偏瘫、偏身感觉障碍和同向偏盲;头和眼转向病灶对侧,如病位在优势半球可有失语。如出血量多,病灶扩展至额、颞叶或破入脑室可致高颅压、昏迷,甚至死亡。

2.丘脑出血

即内囊内侧型出血,其典型的症状是偏身感觉障碍起病,向外压迫内囊可出现"三偏"症状;波及中脑,可见一侧眼睑下垂、垂直注视麻痹、瞳孔缩小、光反应消失;向内破入脑室,可引起高热、昏迷、瞳孔改变;出血量大者,可向下扩展损伤丘脑下部和脑干,可出现高热、上消化道出血,最后继发脑干功能衰竭而死亡。

3.脑桥出血

脑桥出血占脑干出血的80%以上,多由高血压导致基底动脉的旁中央支破裂引起,病情较凶险,常突然起病,数分钟内陷入深度昏迷,四肢均瘫痪,针尖样瞳孔(但对光反应可存在),中枢性高热,伴去脑强直和严重不规则呼吸,短期内死亡。但出血量小于 5 mL 的局限性脑桥血肿病情往往症状较轻,意识清楚,预后相对较好。

4.脑叶出血

即皮质下白质出血,发生在顶叶、颞叶、额叶、枕叶下白质。老年人常由高血压动脉硬化或淀粉样变血管病引起,青壮年多由先天性脑动静脉畸形或颅内动脉瘤所致。几乎都有头痛,意识障碍少见且轻微;额叶出血表现额部头痛,对侧单肢或偏身轻瘫,可有智力障碍、尿失禁。颞叶出血开始可有同侧耳痛,对侧同向偏盲,幻视幻听,优势半球出血可有言语障碍、失语;顶叶出血可有同侧颞顶部痛,对侧单肢或偏身的感觉障碍或有手的运用障碍。枕叶出血可有不同程度的对侧同向偏盲、一过性黑蒙;出血破入蛛网膜下隙者,脑膜刺激征明显。

5.小脑出血

多发生于一侧小脑半球,起病急骤,突然后枕痛,头晕,反复呕吐,站立不能或步态不稳,肢体共济失调;可无肢体瘫痪;出血量小的预后良好,但出血量大时,血肿容易压迫脑干而出现呼吸异常和体循环障碍、昏迷等,甚或致急性枕大孔疝,均会导致死亡。有的影响第四脑室或中脑水管(大脑导水管)的脑脊液循环而造成阻塞性脑积水,可危及生命。

6.脑室出血

脑室出血分原发性(脑室壁和脉络丛出血)与继发性(脑实质出血破入脑室)2 种,但临床上以后者多见;多数由基底节处出血破入到侧脑室,也有小脑和脑桥出血破入到第四脑室者。临床症状视出血部位、脑室内积血量及有无阻塞脑脊液通路而异。轻者出血量少,仅有头痛、恶心、呕吐、颈项强直、脑膜刺激征阳性,一般无脑室系统梗阻,预后较好;出血量多者,血液可充满整个脑室并流入蛛网膜下隙,压迫脑干,造成脑脊液循环梗阻,病情凶险,往往在 1～2 h 内陷入深度昏迷,并出现四肢瘫痪、瞳孔先缩小随后散大、高热、去皮质强直、呼吸不规则及脉搏、血压不稳定等,病死率很高。

（四）辅助检查

1.计算机断层扫描（CT）

颅脑 CT 扫描已成为脑血管疾病的重要检查方法之一，不但能够明确病变的性质、部位、范围和大小，而且还能够观察到水肿反应、中线结构和脑室移位等改变，为临床诊断与治疗提供可靠的指征。

（1）脑出血 CT 表现。CT 显示脑出血血肿为高密度，出血后即可被检出，诊断准确率几近100％，1 mL 的小血肿也能被发现。

1）急性期（血肿形成期）：在发病后 1 周内，CT 呈现高密度阴影，CT 值达 60～80 Hu，边界清楚，血液成块后因血浆被吸收，密度更高；一般于出血后第 2 天开始出现周围水肿带，呈均匀低密度区，环绕于血肿周围，起初较小，第 1 周内范围最大，以后逐渐缩小，水肿减轻，持续 1 个月左右消退；同时，由于血肿和周围水肿导致的占位效应，使邻近脑室受压移位，甚至中线结构亦发生移位；若破入脑室，使脑室密度增高，完全充满血液者，则形成高密度的脑室铸型。出血量通常以多田氏公式计算，即 $\pi/6\times$长（cm）×宽（cm）×高（cm）＝出血量（mL）。

2）血肿吸收期：血肿吸收期大约从第 2 周至 2 个月，周围低密度带逐渐加宽，血肿高密度影呈向心性缩小，边缘模糊，一般于第 4 周变为等密度或低密度区，等密度时不增强则不易诊断。

3）囊腔形成期：于发病 2 个月后，血肿一般完全吸收，周围水肿消失，不再有占位表现，呈低密度囊腔，其边缘清楚，CT 值近于脑脊液；邻近的脑室或脑沟代偿性扩大。

CT 增强扫描：急性期无强化现象，1 周后可见血肿周围环形增强，位于血肿周围低密度影内缘以 4～6 周最为明显，可持续 2～3 月。

脑干及小脑出血灶，受骨质伪影的影响容易漏诊，随着螺旋 CT 的普及，采用薄层扫描能大大提高检出率。若怀疑出血为颅内动脉瘤及血管畸形所致，还需做数字减影动脉造影（DSA）或磁共振血管造影（MRA），以进一步明确病变性质及位置。

（2）脑梗死 CT 表现。CT 显示脑梗死灶为低密度，可以明确病变的部位、形状及大小，较大的梗死灶可使脑室受压、变形及中线结构移位。脑梗死发生后的 6～24 h 内 CT 平扫，仅少数病例出现边界不清的稍低密度灶，而大部分的病例在 24 h 后才能显示边界较清的低密度灶。在脑梗死发生的 2～15 天期间，梗死灶边缘由模糊渐趋清楚，CT 值逐渐下降（12～20 Hu），梗死灶密度明显降低，边界更加清楚；2～3 周由于侧支循环形成、梗死灶内毛细血管增生，病灶边缘由清楚又趋向模糊，CT 值又有所回升趋势（22～32 Hu），呈现"模糊效应"，此时增强扫描可见脑回状强化；1～2 个月后，形成囊腔，病灶边缘清楚，CT 值降至接近脑脊液，临近的脑室、脑沟、脑池扩大，皮质萎缩，部分较小的梗死灶可逐渐消失。小于 5 mm 的梗死灶和颅后窝梗死不易为 CT 显现，皮质表面的梗死也常常不被 CT 察觉。增强扫描能够提高病变的检出率和定性诊断率。

（3）出血性梗死的 CT 表现。低密度区内有不规则斑状或斑片状高密度影，出血较多时整个病灶几乎为不均匀的高密度影，与脑血肿的不同点为低密度区较宽广及出血灶呈散在小片状；增强扫描可见原梗死灶强化。

2.磁共振（MRI）

MRI 比 CT 能更早、更清晰地显示病灶。

（1）脑出血。脑出血随发病时间的变化，血肿、血肿边缘及其周围在 MRI 上有不同的表现。①超急性期（24 h 以内）：T_1 加权为等信号，T_2 加权信号强度稍低于脑组织。②急性期（24～72 h）：T_1 加权为低信号，T_2 加权为低信号；周围水肿带显示 T_1 加权为低信号强度影像，T_2 加权为高信号强度影像。③亚急性期（72 h～2 周）：T_1、T_2 加权均为高信号强度影像。④慢性期（2 周以上）：T_1、T_2 加权影像信号强度逐渐降低，最后与脑脊液的信号强度相同；周围见低信号环，为含铁血黄素环。在出血急性期的诊断不如 CT 便捷、敏感、准确。但在显示病理转归方面 MRI 优于 CT，尤其对于血肿的演变以及血肿边缘及周围变化显示更清楚。脑出血恢复期与脑梗死的影像在 CT 无法区别，而 MRI 能够很好识别。

（2）脑梗死。MRI 对脑梗死的检出极为敏感，对脑部缺血性损害的检出优于 CT，能够检出较早期的脑缺血性损害，可在缺血 1 h 内见到，并且 MRI 可以检出可逆性和短暂性缺血改变，这都是 CT 所不及的。脑梗死的典型 MR 表现为 T_1 加权低信号和 T_2 加权高信号。

磁共振血管造影（MRA）可用于检查颅外和颅内供脑大动脉的病变。

3.经颅多普勒超声（TCD）

经颅多普勒超声（TCD）可检测脑底大动脉血流流速，发现大脑中动脉主干、椎动脉远端段和基底动脉的狭窄或阻塞，可评估侧支循环情况；双焦探头 TCD 仪、双通道或四通道 TCD 仪可用于检测无症状栓子和推测栓子的心源性或动脉源性。

4.脑血管造影和数字减影动脉造影（DSA）

选择性脑动脉造影和数字减影动脉造影（DSA）属于创伤性检查，可以选择性显示脑血管的正常和异常结构、侧支循环形成情况；在直观显示血管结构的同时还可以进行介入性治疗。适用于超声检查发现严重狭窄的颈内动脉而考虑进行颈动脉内膜切除术的患者；拟进行动静脉畸形的梗死、动脉血栓性脑梗死的溶栓治疗者；或临床表现不寻常而动脉炎者。若 CT 显示的血肿不在高血压脑出血的好发部位，或脑出血合并蛛网膜下腔出血或药瘾者发生脑出血，都应考虑做脑血管造影，以除外动静脉畸形或动脉瘤及脑底异常血管网等。

5.单光子发射体层射影（SPECT）

SPECT 能定量检测局部脑血流量，反映组织生理变化，可更准确地反映脑缺血的部位和程度；在时间上比 CT 诊断脑梗死早，而且发现病灶范围也比 CT 广泛；尤其在 TIA 发作时及缓解期均可有异常发现，但对脑出血的诊断并不比 CT 优越。

6.正电子发射体层射影（PET）

PET 是侧重诊断生理、生化方面异常的一种神经影像学检查，可在 CT、MRI 显示结构性损害灶之前显示其病理、生理性异常，有助于脑血管病的及早防治。

7.血液检查

应常规检测血常规、凝血酶原时间、部分凝血活酶时间、血糖、血脂、电解质、肝肾功能。对部分患者根据临床情况，选择性测定血液流变学、蛋白 C、蛋白 S、抗凝血酶Ⅲ、纤维蛋白原、抗心磷脂抗体、纤溶酶原激活因子、抑制因子、梅毒血清学试验等。

8.脑脊液检查

不做为常规性检查，临床怀疑感染性所致或经影像学等检查还不能确定诊断的情况下，才考虑腰穿。有脑疝及小脑出血者应禁做腰穿。

9.其他检查

心电图检查必不可少;胸部 X 线检查以排除癌栓,并可作为以后是否发生坠积性肺炎的比较;脑电图检查也有一定价值。

(五)常见并发症

急性脑血管病发病后,由于自主神经中枢受损,神经-体液调节功能紊乱,出现颅内和颅外各脏器系统的病理性反应,可导致多种临床并发症。加之患者往往年龄大,多有高血压及糖尿病、冠心病等病史,在此基础上,极易合并心、肺、肾等多脏器功能障碍。常见的有发热(包括感染性发热、中枢热、吸收热、脱水热)、消化道出血、感染(常见肺部感染、尿路感染)、褥疮、静脉血栓形成、脑心综合征、脑疝、癫痫、痴呆、抑郁症等。

三、诊断与鉴别诊断

(一)诊断要点

1.脑出血(高血压脑出血)

年龄在 50 岁以上,有较长期高血压病史和动脉硬化病史;在体力劳动或情绪激动时突然发病;出现头痛、呕吐、意识障碍及全身症状,血压升高,偏瘫、偏身感觉障碍、失语等神经系统局灶体征者,通常可作出脑出血的初步诊断,颅脑 CT 表现可以作为确诊依据。45 岁以下,又无高血压病史者,可进行脑血管造影或 MRI,以判断有无引起脑出血的其他原因,如脑血管畸形、动脉瘤、颅底异常血管网、肿瘤等。

2.脑梗死

(1)动脉血栓性脑梗死。多见于 50 岁以上,有动脉粥样硬化、高血压、糖尿病、冠心病、TIA 等病史;常于安静状态下或睡眠中发病,发病较缓慢,并有颈内动脉系统和(或)椎基底动脉系统各分支缺血的症状和体征;CT、MRI 有助于本病的诊断和鉴别诊断。

(2)脑栓塞。多为急骤发病,多数无前驱症状,出现颈动脉系统和(或)椎基底动脉系统动脉闭塞的症状和体征,并有栓子来源的证据,结合 CT、MRI 或脑血管造影特征可诊断脑栓塞,如并有其他器官栓塞,则更支持本病的诊断。

(3)腔隙性梗死。发病多由于高血压动脉硬化引起,呈急性或亚急性起病;多无意识障碍;临床表现都不严重,较常见的为纯感觉性卒中、纯运动性轻偏瘫、共济失调性轻偏瘫,构音不全手笨拙综合征或感觉运动性卒中等;进行 CT 或 MRI 检查,以明确诊断。

(二)鉴别诊断

常见的各类急性脑血管病发病典型者,均不难鉴别。临床症状相似的往往是大面积脑梗死与脑出血、轻型脑出血与一般脑梗死,从症状上鉴别较为困难,影像学检查可鉴别。

此外,有明显意识障碍者,局灶体征不明显的患者,应注意与全身性疾病引起的昏迷相鉴别,如低血糖、糖尿病高渗性昏迷、肝性脑病、尿毒症,以及药物中毒、急性酒精中毒、一氧化碳中毒等;这些疾病除原有病史、症状、体征和实验室检查结果外,CT 检查具有重要的鉴别诊断价值。

有神经系统局灶定位体征者,临床上尚需与某些倾向占位性病变如某些硬膜下血肿、颅内肿瘤、脑脓肿以及急性脑炎、闭合性脑外伤等疾病相鉴别,可做腰穿、CT、MRI 等检查,有助于明确诊断。

四、辨证治疗

（一）辨证要点

1.辨病期

发病后 2 周到 1 个月为急性期;发病后 2 周到 1 个月以上至半年以内为恢复期;发病半年以上为后遗症期。

2.辨病位

中医根据病位浅深和病情轻重将中风依次分为中络、中经、中腑、中脏。中络是病在络脉，病位最浅，病情最轻，以肌肤麻木不仁、口角歪斜为主症;中经是病在经脉，以半身不遂、偏身麻木、口舌歪斜、语言謇涩为主症，神志清无昏仆，较中络为重，由病邪窜扰经络所致，故可统称中经络;中腑病情较重，是以半身不遂伴神志恍惚或神志迷蒙为主症，其意识障碍较轻，一般属神志朦胧、时清时昧、思睡或嗜睡;中脏病位最深，病情最重，是以卒暴昏仆而半身不遂，意识障碍明显，甚至昏愦无知。临床往往以有无意识障碍作为中经络和中脏腑判断依据。

3.辨病性

中风病性为本虚标实，急性期又多以标实证候为主。若素有头痛、眩晕等症，突然出现半身不遂，甚或神昏、抽搐、肢体强痉拘急，属内风动越;若病后咳痰较多，或神昏而喉中痰鸣，舌苔白腻，属痰浊壅盛;若面红目赤，口干口苦，躁扰不宁，大便秘结，小便黄赤，则以邪热为主;若肢体拘挛疼痛，痛如椎刺而不移，舌质紫暗，或见瘀点瘀斑，多属血瘀。恢复期及后遗症期，多属本虚标实、虚实夹杂，如见肢体瘫痪，手足肿胀，口角流涎，气短自汗，多为气虚;若兼有畏寒肢冷，为阳气虚衰的表现;若兼有心烦少寐，口干咽干，手足心热，舌红少苔，多属阴虚内热。

4.辨病势

临床注意辨察患者之"神"，尤其是神志和精神的变化。如起病时昏愦无知，经治疗后转为神志朦胧，或逐渐清醒，半身不遂未再加重或有恢复者，病由中脏腑向中经络转化，病势为顺，预后多好。若起病时神志清醒，半身不遂，口角歪斜，后渐神志朦胧，或昏愦不知人事，甚至瞳神变化，呕吐、头痛者，说明正气渐衰，邪气日盛，病情加重，是中经络向中脏腑转化，预后差。如患者神昏，出现瞳神凝滞、忽大忽小，或突见呃逆频频，或突然昏愦、四肢抽搐不已，或背腰骤然灼热而四肢发凉及至手足厥逆，或见呕血，均属病势逆转恶化，预后凶险。

5.辨闭脱

闭证与脱证属于中脏腑范畴，突然昏仆、不省人事、半身不遂是二者的共有症状。临床首先区别闭证、脱证。闭证属实，邪气内闭清窍，症见神昏、牙关紧闭、口噤不开、肢体强痉、大小便闭;闭证根据有无热象，又分为有阳闭和阴闭。凡闭证见面赤身热，气粗口臭，躁扰不宁，舌苔黄腻，脉象弦滑而数者，为邪热闭郁清窍，属阳闭;见面白唇暗，静卧不烦，四肢不温，痰涎壅盛，舌苔白腻，脉象沉滑或缓者，多为湿痰内闭清窍，属阴闭。阳闭和阴闭可相互转化，当依据舌象、脉象结合症状的变化来判断。脱证是五脏真阳散脱于外，症见昏愦无知，目合口开，四肢瘫软，汗多，二便自遗，鼻鼾息微，脉微欲绝，乃为中风危候。

（二）治疗原则

应注意中风先兆期、急性期和恢复期的标本缓急，选择不同的治则治法。中风总属本虚标实之病。先兆期重点扶正、不忘除邪,未病先防。急性期标实症状比较突出,急则治其标,根据中经络、中脏腑之不同分别处理。中经络当以祛邪为先,常用平肝熄风、清热化痰、泻下通腑、活血通络等治疗方法。中脏腑者,闭证当以豁痰通腑、开窍醒神为主;脱证宜扶正固脱、救阴回阳为主。病情重者,应及时采用中西医结合救治,综合治疗,积极防治各种并发症,早期开始施以尽可能规范的康复治疗。恢复期,多为虚实夹杂,邪实未清而正虚已现,治宜扶正祛邪,常用育阴熄风、益气活血,化痰通络等法。

（三）急救措施

中风中脏腑者病情较重,随时危及生命,当区分闭、脱,需采取综合救治。闭证又有阴闭、阳闭之别,风火上扰清窍或痰热内闭神窍者属阳闭,可急用醒脑静注射液 40 mL 或清开灵注射液 40～80 mL 加入 5% 葡萄糖注射液 250 mL 中静脉滴注,每日 1～2 次;或用安宫牛黄丸鼻饲,每次 1～2 丸,每 6～8 h 1 次,并可针灸取百会、人中、足三里、太冲等穴位。痰湿蒙塞神明者为阴闭,以苏合香丸 1～2 丸鼻饲,每 6～8 h 1 次。元气败脱,心神散乱者属脱证,急以参附汤灌服,或参麦注射液 40 mL 加入 5% 葡萄糖注射液 250 mL 中静脉滴注。痰湿蒙塞神明、元气败脱、心神散乱证可针灸百会、气海、足三里等腧穴。必要时采用中西医结合救治。

（四）分型论治

1.先兆期

（1）肝肾阴虚,风阳欲动证。

主症:头目眩晕,头重脚轻,肢麻,耳鸣耳聋,心中烦热,多梦健忘,舌红苔黄,脉弦细而数,或弦滑。

治法:滋养肝肾,佐以平肝清热。

方药:建瓴汤（《医学衷中参西录》）。怀牛膝 12 g,龙骨 30 g（先煎）,牡蛎 30 g（先煎）,白芍 12 g,怀山药 15 g,代赭石 30 g（先煎）,柏子仁 12 g,钩藤 10 g,石决明 30 g（先煎）。每日 1 剂,水煎服。

加减:若夹痰夹瘀,可酌情加减。

（2）气虚痰阻证。

主症:眩晕,动则尤甚,手足渐觉不遂,或肢麻臂痛,言语謇涩,短气,胸膈痞闷,纳差,舌淡苔白腻,脉虚弦而滑。

治法:益气健脾,化痰和胃。

方药:十味温胆汤（《证治准绳》）。法半夏 12 g,茯苓 15 g,陈皮 9 g,甘草 6 g,竹茹 9 g,枳实 9 g,党参 12 g,黄芪 15 g,当归 9 g,远志 6 g,石菖蒲 9 g。每日 1 剂,水煎服。

加减:可视气虚和痰浊孰轻孰重而酌情加减。

2.急性期——中经络

（1）肝阳暴亢,风火上扰证。

主症:平素眩晕头痛,心烦易怒。遇情志相激,骤然半身不遂,口舌歪斜,舌强语謇或不语,或偏身麻木,眩晕头痛,面红目赤,口苦咽干,心烦易怒,尿赤便干,舌红或红绛,舌苔薄黄,脉弦有力。

治法:平肝潜阳,息风通络。

方药:天麻钩藤饮(《杂病证治新义》)。天麻 12 g,钩藤(后下)12 g,生石决明(先煎)30 g,川牛膝 12 g,黄芩 12 g,栀子 12 g,夏枯草 12 g,益母草 15 g,夜交藤 15 g,全蝎 5 g。每日 1 剂,水煎服。

加减:眩晕重者,加珍珠母以镇肝潜阳;伴头痛者,加白蒺藜、菊花以清利头目;心烦易怒,加牡丹皮、白芍加强清泻肝火之力;便干便秘,加生大黄以通腑泄热;若症见神志恍惚、迷蒙者,为风火上扰清窍,由中经络向中脏腑转化,灌服安宫牛黄丸(《温病条辨》)以开窍醒神;若肝肾阴虚,风阳上亢,症见耳鸣目眩,少寐多梦,为本虚标实,可选用镇肝熄风汤加减(《医学衷中参西录》)。

(2)风痰瘀血,痹阻脉络证。

主症:平素多有眩晕,或形体稍胖。症见半身不遂,口舌歪斜,舌强语謇或不语,偏身麻木,头晕昏沉,舌质暗淡,舌苔薄白或白腻,脉弦滑。

治法:化痰熄风,活血通络。

方药:化痰通络饮(《临床中医内科学》)。法半夏 12 g,茯苓 15 g,白术 12 g,胆南星 9 g,天麻 12 g,香附 12 g,丹参 15 g,天竺黄 9 g,酒大黄(后下)6 g。每日 1 剂,水煎服。

加减:瘀血重,舌质紫暗或有瘀斑者,加桃仁、红花、赤芍、水蛭、鸡血藤以活血化瘀通络;胸闷脘痞,加全瓜蒌、薤白、枳壳以开胸散结;见舌苔黄腻、烦躁不安等热象明显者,加黄芩、栀子以清热泻火;头晕、头痛,加菊花、夏枯草、钩藤以平肝熄风泻火;舌苔白腻,脘腹痞满加石菖蒲、白豆蔻以芳香化浊;风痰互结,瘀血阻滞,日久易从阳化热,故用药不宜过于温燥,以免助热生火。

(3)痰热腑实,风痰上扰证。

主症:半身不遂,口舌歪斜,言语不利或不语,偏身麻木,腹胀,便干便秘,头晕,咳痰或痰多,舌质暗红或暗淡,苔黄或黄腻,脉弦滑,或偏瘫侧脉弦滑而大。

治法:化痰通腑泄热。

方药:星蒌承气汤(《临床中医内科学》)。生大黄(后下)12 g,芒硝(分冲)9 g,全瓜蒌 15 g,胆南星 6 g,丹参 30 g。每日 1 剂,水煎服。

加减:本方生大黄、芒硝的剂量运用应视病情和体质而定,以大便通泻为度。腑实明显者(痞、满、燥、实、坚),可应用大承气汤以通腑;热象明显者,加栀子、黄芩以加强清热泻火之力;年老体弱津亏者,加生地黄、麦冬、玄参以增液行舟;舌红而烦躁不安者,酌加生地黄、玄参、夜交藤以育阴安神;言语謇涩较甚者,加石菖蒲、石斛以养阴开窍;药后仍腑气不通者改用大柴胡汤(《金匮要略》)调畅气机。

(4)气虚血瘀证。

主症:起病缓慢,半身不遂,口舌歪斜,言语謇涩或不语,偏身麻木,面色无华,气短乏力,口角流涎,自汗,心悸便溏,手足肿胀,舌质暗淡或紫暗,舌苔薄白或白腻,脉沉细、细缓或弦细。

治法:益气活血通络。

方药:补阳还五汤(《医林改错》)。黄芪 18～60 g,桃仁 9 g,红花 9 g,当归 12 g,赤芍 15 g,川芎 6 g,地龙 9 g。每日 1 剂,水煎服。

加减:急性期黄芪用量不宜过重者,以免助热生火,加重病情。言语謇涩明显者,加远志、石菖蒲、郁金以祛痰利窍;肢体麻木者,加木瓜、伸筋草、防己以舒筋活络;上肢偏废者,加桂枝、桑枝以通络;下肢瘫软乏力者,加川续断、桑寄生、牛膝以强壮筋骨;兼心悸、喘息而心阳不足者,加桂枝、炙甘草以温经通阳;血瘀重者,加水蛭、鬼箭羽、鸡血藤等破血通络之品。

(5)阴虚风动证。

主症:平素多口干夜甚,少寐多梦。症见半身不遂,口舌歪斜,言语謇涩或不语,偏身麻木,烦躁失眠,眩晕耳鸣,手足心热,舌质红绛或暗红,少苔或舌光无苔,脉细弦或细弦数。

治法:滋养肝肾,潜阳熄风。

方药:镇肝熄风汤(《医学衷中参西录》)。怀牛膝 30 g,生代赭石(先煎)30 g,生龙骨(先煎)20 g,生牡蛎(先煎)20 g,生龟甲(先煎)15 g,白芍 15 g,玄参 15 g,天冬 12 g,茵陈 9 g,生麦芽 12 g,川楝子 12 g,钩藤(后下)9 g,丹参 15 g。每日 1 剂,水煎服。

加减:若舌苔厚腻者,酌减滋阴之品;舌苔黄腻,大便秘结加全瓜蒌、生大黄以通腑泄热;兼夹有痰热者,去生龟甲加胆南星、天竺黄、竹沥以清化痰热;心烦失眠者,加栀子、珍珠母、夜交藤、莲子心以清心除烦、镇心安神;头痛重者,加生石决明、夏枯草以清肝熄风;舌质紫暗者加水蛭活血化瘀。

(6)络脉空虚,风邪入中证。

主症:手足麻木,肌肤不仁,或突然口眼歪斜,语言不利,口角流涎,甚则半身不遂,或兼见恶寒发热,肢体拘急,关节酸痛等症,舌苔薄白,脉浮弦或弦细。

治法:祛风、养血、通络。

方药:大秦艽汤(《素问病机气宜保命集》)。秦艽 15 g,当归 9 g,赤芍 12 g,羌活 6 g,独活 6 g,防风 6 g,白芷 6 g,细辛 3 g,川芎 9 g,生地黄 12 g,白芍 12 g,僵蚕 9 g,甘草 6 g。每日 1 剂,水煎服。

加减:可加入白附子、全蝎祛风痰、通经络;兼内热者,可加黄芩、生石膏等清除内热;如有风热表证者,可去羌活、独活、防风、当归等药,加桑叶、薄荷、菊花以疏风清热;若仅见口眼歪斜而无半身不遂等症者,可用牵正散(《杨氏家藏方》)加防风、白芷、当归、丹参、鸡血藤以散风祛邪通络。

单纯的口腔歪斜而无半身不遂、伸舌歪斜者往往相当于西医的面神经麻痹,此类病症也属于祖国医学的中风中络范畴,可参照上述辨证治疗。

3.急性期——中脏腑

(1)风火上扰清窍证。

主症:平素多有眩晕头痛、麻木、心烦易怒。遇情志相激病势突变,神志恍惚迷蒙,半身不遂,肢体强痉拘急,颜面潮红,便干便秘,舌质红绛,舌苔黄腻而干,脉弦滑大数。

治法:清热息风,开窍醒神。

方药:灌服安宫牛黄丸(《温病条辨》)或至宝丹以开窍醒神,并用羚羊角汤(《医醇賸义》)羚羊角粉 2 g(吞服),龟甲(先煎)20 g,生地黄 15 g,白芍 12 g,牡丹皮 12 g,夏枯草 12 g,菊花 12 g,蝉蜕 10 g,石决明(先煎)30 g,薄荷 6 g,牛膝 15 g。每日 1 剂,水煎服。

加减:有肢体强痉拘急,甚至抽搐者,加全蝎、蜈蚣、僵蚕、地龙以息风止痉;痰多者,加竹沥、天竺黄、胆南星以清热涤痰;舌质红绛,烦躁不宁则加水牛角、连翘心清心凉血降火;大便秘结,兼见腑实者可加生大黄、芒硝通腑泄热,釜底抽薪,急下存阴;痰多而昏睡者,加郁金、石菖蒲以增强豁痰透窍之功。

(2)痰湿蒙塞神明证。

主症:素体阳虚,湿痰内蕴,病发神昏,半身不遂,肢体松懈,瘫软不温,甚则四肢逆冷,面白唇暗,痰涎壅盛,舌质黯淡,苔白腻,脉沉滑或沉缓。

治法:涤痰熄风,辛温开窍。

方药:急用苏合香丸温开水灌服(或鼻饲),并用涤痰汤(《奇效良方》)。法半夏12 g,陈皮12 g,茯苓12 g,胆南星12 g,竹茹12 g,石菖蒲98,郁金9 g,枳壳9 g。每日1剂,水煎服。

加减:寒象明显,加桂枝温阳化饮;兼有风象者,加天麻、钩藤平肝熄风;白睛水肿,尿少,倍用茯苓,加泽泻、益母草以利水湿导浊邪,改善脑水肿。本证为中风重证之候,必须密切注视病情变化,防阳衰气脱变生坏证。

(3)痰热内闭神窍证。

主症:起病骤急,神昏或昏愦,鼻鼾痰鸣,半身不遂,肢体强痉拘急,躁扰不宁,项背身热,甚则手足厥逆,频繁抽搐,或见呕血,舌质红绛,舌苔黄腻或干腻,脉弦滑数。

治法:清热化痰,辛凉开窍。

方药:先灌服(或鼻饲)安宫牛黄丸,继用羚角钩藤汤(《通俗伤寒论》)。羚羊角粉2 g(吞服),钩藤15 g,竹茹12 g,浙贝母12 g,天竺黄15 g,川牛膝12 g,石菖蒲12 g,牡丹皮12 g,远志12 g,珍珠母30 g(先煎),甘草6 g。每日1剂,水煎服。

加减:痰多者,加竹沥、胆南星、瓜蒌,或用礞石滚痰丸以清热涤痰;躁扰不宁热甚者,加黄芩、栀子清热泻火;抽搐者,加全蝎、地龙、蜈蚣、僵蚕以息风止痉;兼呕血者加服大黄连泻心汤(《金匮要略》)、白及以泻火止血;大便秘结,兼见腑实者可合用星蒌承气汤。

(4)元气败脱,心神散乱证。

主症:突然神昏或昏愦,肢体瘫软,面色苍白,手撒肢冷,汗多,重则周身湿冷,二便自遗,舌痿,舌质紫黯,苔白腻,脉沉缓、弱。

治法:益气回阳,救逆固脱。

方药:参附汤、独参汤等;人参10 g(另炖,兑服),制附子10 g(先煎半小时)。急救时水煎服,也可用参附注射液、参麦注射液静脉滴注。

加减:汗出不止者,加山茱萸、黄芪、煅龙骨、煅牡蛎、五味子以敛汗固脱;兼有瘀象者,加丹参等以活血化瘀。本证为中风极危候,当采用综合治疗措施进行抢救。

4.恢复期与后遗症期

(1)气虚血滞,脉络瘀阻证。

主症:偏枯不用,肢软乏力,面色萎黄,或见肢体麻木,或患侧手足水肿,舌淡紫或有瘀斑,苔白,脉细涩无力。

治法:益气活血,通经活络。

方药:补阳还五汤(《医林改错》)。黄芪30～120 g,当归9 g,赤芍9 g,川芎9 g,桃仁9 g,红花9 g,地龙9 g,鸡血藤30 g。每日1剂,水煎服。

加减:方中黄芪用量可从小剂量开始,逐渐增至120 g,一般用量宜大,方能收效;痰象明显者,加陈皮、法半夏、天竺黄等燥湿化痰;言语謇涩明显者,加郁金、石菖蒲以利窍;上肢不利者,加桂枝、桑枝以通络;下肢偏废者,加川续断、桑寄生、牛膝以强筋壮骨;口角歪斜者合牵正散祛邪通络;手足水肿者合五苓散利水消肿;肢体麻木者,加木瓜、伸筋草舒筋活络;小便不禁加桑螵蛸、山茱萸、益智仁补肾收涩;大便秘结者,加火麻仁、肉苁蓉以润肠通便;病情顽固,痰瘀深留筋骨关节者,可酌加全蝎、乌梢蛇、水蛭、蜈蚣、地龙、地鳖虫等虫类搜剔之品。

(2)肝阳上亢,脉络瘀阻证。

主症:半身不遂,患侧肢体僵硬拘挛,语言謇涩,口眼歪斜,头痛头晕,面赤耳鸣,心烦易怒,舌红苔黄,脉弦数有力。

治法:平肝潜阳,活血通络。

方药:天麻钩藤饮或镇肝熄风汤。天麻 12 g,钩藤(后下)9 g,生石决明(先煎)30 g,牛膝 12 g,桑寄生 15 g,黄芩 12 g,益母草 15 g,夜交藤 15 g,鸡血藤 30 g,当归 9 g,菊花 9 g,全蝎 5 g。每日 1 剂,水煎服。

加减:心烦易怒,加牡丹皮、白芍、炒栀子加强清泻肝火之力;语言謇涩者,加郁金、石菖蒲;若肝肾阴虚,阴不制阳,阴虚风动者,可予养阴息风通络,选用三甲复脉汤加减(《温病条辨》)。

(3)风痰阻窍,络脉瘀阻证。

主症:舌强语謇或不语,肢体麻木,或口舌歪斜,或痴呆健忘,或发痫证,舌暗苔白腻,脉弦滑。

治法:息风化痰,活血通络。

方药:解语丹(《医学心悟》)。天麻 12 g,全蝎 5 g,白附子 9 g,石菖蒲 9 g,胆南星 12 g,远志 9 g,木香(后下)9 g,丹参 15 g,郁金 12 g,当归 12 g,地龙 12 g。每日 1 剂,水煎服。

加减:瘀血重,舌质紫暗或有瘀斑者,加桃仁、红花、水蛭、灯盏花以活血化瘀;舌苔黄腻、烦躁不安等有热象者,加黄芩、炒栀子以清热泻火;头晕、头痛,加菊花、夏枯草以平肝熄风;口舌歪斜者合牵正散;对舌强语謇或不语者可配合针刺廉泉、金津、哑门、玉液等往往事半功倍;若发痫证,可以定痫丸化裁治疗。

五、西医治疗

(一)脑梗死

脑梗死的治疗原则是重视早期和急性期治疗,整体综合治疗和个体化治疗结合;尽早恢复缺血梗死区供血,改善微循环;积极消除脑水肿,减轻脑组织损伤;加强监护和护理,防治并发症;早期进行神经功能锻炼,促进康复,防止复发。

1.一般治疗

严密观察病情变化和生命体征,维持水、电解质、酸碱平衡和营养的摄入;加强护理,防止褥疮、肺炎、尿路感染等并发症。昏迷患者尤其注意保持气道通畅,有意识障碍或吞咽功能障碍者,可鼻饲补充营养。

2.对症处理

(1)调整血压:血压一般维持在稍高于患者平时或相应年龄应有血压的水平,有利于改善缺血区的灌注量,除非血压过高。一般在急性期避免使用降压药。若收缩压超过 29.26 kPa(220 mmHg)(1 mmHg=0.133 kPa)和(或)舒张压超过 15.96 kPa(120 mmHg),或可能损害心脏功能时,可适当使用降血压药物,如口服卡托普利、依那普利等,并加强血压监测,以免降压过快加重脑缺血;一旦出现低血压,应及时补充血容量,对因治疗,或给予多巴胺等适当调高血压。

(2)控制血糖:急性期不宜输注高糖液体;发现高血糖应尽早处理,可在输液中加入适量胰岛素;低血糖也应及时纠正。

(3)降低颅内压:大面积脑梗死有明显颅内高压时,应使用脱水降颅压药物,常用20%甘露醇、呋塞米(速尿)等;糖皮质激素治疗脑梗死有争议,对有高颅压,尤其是脑疝形成时可短期试用。

(4)防治并发症:积极预防上呼吸道和尿路感染,有昏迷或肢体瘫痪时,应定期翻身。鼓励患者早期在床上适当活动肢体,以预防肺栓塞、下肢深静脉血栓形成、褥疮、肌肉痉挛及关节强直等,并及时进行康复治疗。

3.溶栓治疗

缺血性脑卒中的早期溶栓治疗,目的在于改善缺血性半暗带的血液供应,缩小梗死范围,减轻病残,在时间窗内,且无溶栓禁忌证者,溶栓治疗不失为最佳选择。目前临床常用的溶栓药有:组织型纤溶酶原激活剂(t-PA)和尿激酶(UK),有静脉滴注及选择性动脉内溶栓治疗两种方法,由于个体差异大,剂量波动范围也大,目前尚无统一的溶栓剂量标准。一般推荐 t-PA 动脉内给药 20～90 mg;静脉滴注≤0.85 mg/kg,总量≤90 mg,先将其中的 10% 作静脉推注,余下 90% 的量在 1 h 内由静脉内滴入。

溶栓治疗的适应证与禁忌证:

(1)病例选择标准:①年龄<75岁。②无意识障碍。③发病3～6 h内。④头颅 CT 检查排除颅内出血,且无明显神经系统功能缺损相对应的低密度影。⑤无全身出血倾向。⑥患者及家属理解配合。

(2)绝对禁忌证:①单纯感觉障碍或共济失调。②出血素质及出血性疾病。③活动性内出血。④脑出血史。⑤治疗前收缩压>26.6 kPa(200 mmHg),或舒张压>15.96 kPa(120 mmHg)。⑥休克。⑦近2个月颅内或脊髓手术外伤史。

(3)相对禁忌证:①年龄大于75岁。②近6个月有脑梗死。③近3个月急性心肌梗死,亚急性细菌性心内膜炎,急性心包炎及严重心衰。④近6周外科手术,分娩,器官活检及组织严重外伤。⑤败血症性血栓性脉管炎,出血性视网膜炎,及严重肝肾功能不全。⑥孕妇。⑦应用抗凝剂。⑧收缩压>23.94 kPa(180 mmHg),或舒张压>14.63 kPa(110 mmHg)。⑨对椎基底动脉梗死患者昏迷较深者,由于本身预后较差故不作为绝对禁忌。⑩血糖低于 2.8 mmol/L 或高于 22.2 mmol/L。

溶栓治疗有继发出血、再灌注损伤、溶栓后血管再闭塞等并发症,有的可导致死亡,因此必须要在有条件的医院,专业医师慎重选择合适病例,并征得患者及家属同意后,才能采用。

4.降纤治疗

宜早期应用,一般在起病6～12 h内应用。常用降纤酶、巴曲酶,需在头颅 CT 检查排除脑出血,并且没有与神经体征相对应的低密度病灶,近期无出血性疾病方可应用。剂量为首日 1 KU,以后隔日 0.5 KU,静脉注射,共用 3 次为 1 个疗程。治疗期间注意出血并发症,与其他溶栓药物一样,对脑栓塞及大面积脑梗死患者及高龄患者不宜应用。

5.抗凝、抗血小板聚集治疗

抗凝、抗血小板聚集药物对已形成的血栓没有直接溶解作用,但可用于溶栓后的辅助治疗。此外,抗凝药物还适用于椎基底动脉系的进展性梗死;抗血小板聚集药物能预防血栓形成,应尽早使用。

抗凝治疗:低分子量肝素,每次 4000 U,皮下注射(不能肌注),每日 2 次,10 天为 1 个疗程。华法林,口服,治疗量每次 0.2~0.5 mg/kg,维持量每次 2~6 mg;原则上剂量调整应使每次所测凝血酶原时间为对照的 1.5~2.0 倍,凝血时间(试管法)延长到 20~30 min,需持续用药至少 3~6 个月,病情稳定后逐渐减量,减量过程 4~6 周,不能突然停药,以防"反跳"现象。

抗血小板聚集治疗:常用阿司匹林肠溶片 25~50 mg,每日 2 次;或氯吡格雷 75 mg,每日 1 次。

6.血管扩张药

在下列情况考虑使用:①症状轻微、梗死灶小,或起病极慢的病例。②起病 3 周以后,血管自动调节反应已恢复正常时。急性期由于血管扩张药可能导致"脑内盗血"现象及有引起颅内压增高的危险,已不主张使用,出血性梗死或低血压者禁用。

常用的扩张血管药物如下:

(1)盐酸罂粟碱:常用量 30~60 mg,每日 3 次口服,或 60~90 mg 加入 5%葡萄糖或低分子右旋糖酐 40(低分子右旋糖酐)500 mL 内静脉滴注,每日 1 次,7~10 天为 1 个疗程。

(2)烟酸:常用量 50~100 mg,每日 3 次,口服,或 200~300 mg 加入 5%葡萄糖或低分子右旋糖酐(右旋糖酐 40)500 mL 内静脉滴注,每日 1 次,7~10 天为 1 个疗程。

(3)环扁桃酯:常用量 100~200 mg,每日 3 次,口服。

(4)钙通道阻滞药:如桂利嗪(脑益嗪)、氟桂利嗪(氟桂嗪)、尼莫地平等。

(5)曲克芦丁:常用量 200~300 mg,每日 3 次,口服,或 400~600 mg,加入 5%葡萄糖中静脉滴注,每日 1 次,10~15 天为 1 个疗程。

7.血液稀释疗法

适用于血液黏度过高、血容量不足患者;常用右旋糖酐 40(低分子右旋糖酐)500 mL 静脉滴注,每日 1 次,7~10 天为 1 个疗程;低分子右旋糖酐使用前应进行药物过敏试验。

8.神经保护治疗

(1)钙通道阻滞药:常用的有尼莫地平、尼卡地平、氟桂利嗪等。

(2)自由基清除剂:包括抗氧化剂维生素 E、维生素 C 和甘露醇等;超氧化物歧化酶(SOD)是最有效的自由基清除剂;去铁胺是目前认为生成自由基的重要的铁离子介导的脂质过氧化反应的强有力抑制剂。

(3)亚低温疗法:一般来说应尽量在发病后 6 h 内开始,迟于缺血后 24 h 实施,亚低温的治疗"时间窗"消失。亚低温即将患者体温降至 32~34℃,这个体温范围比较安全,并发症少,当达到这一治疗温度后,维持 24~48 h;复温时间也要慢,一般在 12 h 内体温升至 37℃,目前临床上使用自然复温法。亚低温治疗中应对患者呼吸、心率、血压和体温等生命体征进行严密监护。

(4)其他神经保护剂:如胞磷胆碱、吡拉西坦(脑复康)、细胞色素 C、辅酶 A、都可喜、脑活素、单唾液酸四己糖神经节苷脂(GM-1)、γ-氨基丁酸、尼麦角林等,多用于恢复期。

9.介入治疗

近年来,随着介入放射技术的发展,为急性缺血性脑血管病的治疗开辟了一个新的途径,目前已应用于临床的介入治疗手段包括选择性动脉溶栓、狭窄血管的球囊扩张术等,具有良好的发展前景。

10.手术治疗

对大面积脑梗死、急性小脑梗死产生明显脑肿胀及脑内积水患者,可行大骨瓣减压术、脑室引流术或去除坏死组织以挽救生命。

11.恢复期治疗

(1)抗血小板聚集剂:①阿司匹林50～100 mg,每日1～2次。②双嘧达莫(潘生丁)25 mg,每日3次。③噻氯匹定,每次250 mg,每日1～2次。④氯吡格雷75 mg,每日1次。

(2)针对原发病(如高血压、糖尿病等)制定切实可行的防治措施,以预防复发。

(二)脑出血

急性期的治疗原则是保持安静,防止继续出血;积极抗脑水肿,减低颅压;调整血压,改善循环;加强护理,防治并发症。

1.一般处理

保持安静,减少不必要搬动和检查,最好就地或就近治疗,如需搬动,亦应尽量保持平稳,减少颠簸,以免加重出血;防止引起血压、颅内压波动的因素如大便、呛咳、情绪波动等。

2.对症治疗

(1)控制脑水肿,降低颅内压:控制脑水肿、降低颅内高压是治疗急性出血性脑血管病的关键。目前最常用的是高渗脱水药、利尿药以及肾上腺皮质激素等。

20%甘露醇:每次125～250 mL快速静脉滴注,视病情每6～12 h 1次;如有脑疝形成征象,可快速加压经静脉或颈动脉推注;心、肾功能不全者宜慎用。山梨醇的疗效与甘露醇相似,但降颅内压作用较弱,目前很少应用。

10%甘油:每次500 mL,静脉缓慢滴注,每日1～2次;甘油果糖每次250 mL,静脉滴注,每日1～2次。脱水作用弱于甘露醇,但不良反应较少,适用于脑水肿程度较轻、后期脑水肿程度已减缓者;用量过大或滴速过快易发生溶血。

20%人血清白蛋白:每次25～50 mL,静脉滴注,每日1～2次,作用较持久。

呋塞米:每次20～40 mg静脉注射,视病情每8～12 h 1次,常与甘露醇交替使用,特别适用于心、肾功能不全者;不良反应是易引起电解质紊乱。

肾上腺皮质激素:适用于明显脑水肿、颅高压,或脑疝及有脑疝倾向者,多用地塞米松10～40 mg加入葡萄糖或20%甘露醇静脉滴注,但是要注意其不良反应。

(2)调整血压:对严重高血压的处理应比脑梗死积极,但应该注意的是血压不宜降得太快太低,应根据患者病前基础血压、病后血压情况等确定最适血压水平。收缩压在23.94～26.6 kPa(180～200 mmHg)或舒张压在13.96～15.96 kPa(105～120 mmHg)者,可口服卡托普利、美托洛尔(倍他乐克)、硝苯地平缓释片等降压药;收缩压在23.94 kPa(180 mmHg)以内或舒张压在13.96 kPa(105 mmHg)以内者,可观察而不用降压药。

急性期血压下降提示病情危笃,应及时给予多巴胺、间羟胺(阿拉明)等。急性期过后血压仍持续过高可系统应用降压药。

(3)止血药物:止血药对脑实质出血无效,但对蛛网膜下腔出血有一定帮助。

(4)防治并发症:高血压脑出血患者,绝大多数死于并发症。因此提高对并发症的认识,并进行积极有效的治疗,也是提高治愈率,降低病死率的关键。脑出血最常见的并发症是脑疝、消化道出血、肺部感染等。

3.神经保护治疗

可酌情应用神经保护治疗。

4.介入治疗

经 MRI 证实为动脉瘤破裂者,可选择放射介入治疗。

5.外科手术治疗

手术目的是清除血肿,降低颅内压,减轻出血后脑损害和病残,降低病死率,提高患者生存质量;具体依出血量、出血部位及患者意识状态、病情进展和全身情况等不同而定。常用手术方法为开颅血肿清除术、钻孔穿刺血肿吸除术、钻颅扩大骨窗血肿清除术、立体定向血肿引流术及脑室外引流术等。

(三)急性脑血管病常见并发症的处理

1.消化道出血

上消化道出血是急性脑血管病常见的、较严重的并发症之一。临床表现主要为呕血和柏油样便。应激性消化道溃疡是出血性急性脑血管病并发消化道出血常见的原因,往往与原发病的严重程度相关;药物因素如大量激素的使用及溶栓治疗的开展会使合并出血的发生率增高。

(1)积极治疗原发病,防治脑水肿,减轻下丘脑和脑干损害。

(2)注意药物不良反应,及时停用可能诱发或加重消化道出血的药物。

(3)使用制酸、止血和保护胃黏膜药物:法莫替丁 20 mg 静脉滴注,每日 2 次;或奥美拉唑(洛赛克)40 mg,静脉注射,每日 1 次;或选用凝血酶、去甲肾上腺素、云南白药等从胃管注入止血。

(4)加强支持疗法,保持电解质和酸碱平衡,补充血容量,积极纠正休克,必要时输血,严重时考虑手术止血。

2.肺部感染

应加强护理,定时翻身拍背,及时清除口腔及气管内分泌物,防止反流、误吸等,对合并意识障碍的老年患者可给予抗生素,防治肺部感染,可根据经验或药物敏感试验结果选用敏感抗生素。

3.脑疝

脑疝是急性脑血管病患者早期主要死因,及时有效地降低颅内压,减轻脑水肿,预防脑疝形成,是治疗成败的关键措施。当患者出现下列情况,提示颅内压明显增高,可能有脑疝形成,应争分夺秒进行抢救:①头痛剧烈或极度烦躁不安。②频繁呕吐或抽搐。③呼吸及心率变慢,血压升高。④意识障碍逐渐加重。⑤双侧瞳孔不等大。

处理原则:严密观察生命体征和意识、瞳孔变化;抬高患者头部 15°～30°,保持颅静脉系统回流顺畅;吸氧,保持呼吸道通畅,必要时气管切开;控制输液量。可试用激素冲击疗法,以地塞米松 100 mg,先静脉推注 20 mg,再将 80 mg 加入液体静脉滴注。

4.发热

积极预防导致感染的常见并发症;及时给予足量有效的抗生素;抗脑水肿降颅内压,脱水剂使用得当;退热处理以物理降温为主,可用冰敷或冰垫。

5.症状性癫痫

发病后 2 周内发生的称早发性癫痫,与病灶局部缺血缺氧有关;2 周后出现的为迟发性癫痫,可能与局部瘢痕组织形成有关。处理上一是积极治疗原发病;二是早期足量给予抗癫痫药,可选苯巴比妥钠或苯妥英钠,频繁发作者可直接静脉缓慢注射地西泮(安定)10～20 mg,以控制发作。

6.静脉血栓

静脉血栓形成多见于瘫痪的下肢深静脉血栓形成,表现为肢体进行性水肿及发硬,多普勒超声检查可以确诊。深静脉血栓形成重在预防,应勤翻身、被动运动或抬高瘫痪肢体;发生后,如无禁忌证可予低分子量肝素 4000 U 皮下注射,每日 2 次。

7.抑郁症

急性脑血管病后期抑郁症发生率相当高,处理上一是心理治疗,精心护理,使患者树立信心;二是使用药物,多选用三环类抗抑郁药。

六、其他治疗

(一)中成药

1.静脉给药

(1)醒脑静注射液:20～40 mL 加入 5%葡萄糖注射液 250～500 mL 中静滴,每日 1～2 次。清热解毒,凉血活血,开窍醒脑。适用于脑出血、脑梗死急性期见肝阳暴亢,痰热腑实证;或中脏腑实证。

(2)清开灵注射液:40～60 mL 加入 5%或 10%葡萄糖注射液 250～500 mL 中静脉滴注,每日 1 次。清热解毒,化痰通络,醒神开窍。适用于脑出血、脑梗死急性期见肝阳暴亢,痰热腑实证。

(3)丹参注射液或复方丹参注射液:20 mL 加入 5%葡萄糖注射液 250 mL 中静滴,每日 1～2 次。活血化瘀。适用于各种证型。

(4)三七总皂苷注射液:200～400 mg 加入 5%葡萄糖注射液 250～500 mL 中静滴,每日 1 次。活血祛瘀,通脉活络。适用于缺血性脑卒中急性期及脑出血、脑梗死恢复期各种证型。

(5)脉络宁注射液:10～20 mL 加入 5%葡萄糖注射液 250～500 mL 中静滴,每日 2 次。养阴清热,培补肝肾,活血化瘀。适用于肝阳暴亢、痰热腑实、风痰瘀血痹阻脉络之证。

(6)参麦注射液:20～60 mL 加入 5%或 10%葡萄糖注射液 250 mL 中静脉滴注,每日 1 次。益气固脱,养阴生津,生脉。适用于中风脱证,或由闭而脱,气阴俱伤的危急证。

(7)参附注射液:5～20 mL 加入 50%葡萄糖注射液 40 mL 中静注,或 20～100 mL 加入 5%或 10%葡萄糖注射液 250～500 mL 中静滴,每日 1～2 次。回阳救逆,益气固脱。适于用脱证或由闭而脱,阳气暴脱之危急证。

(8)葛根素注射液:200～400 mg/次,加入5％葡萄糖注射液250～500 mL中静滴,每日1次。血管扩张药,适用于缺血性中风各期。

(9)灯盏花素注射液:10～20 mg,加入5％葡萄糖注射液250～500 mL中静滴,每日1次,活血化瘀,通络止痛。适用于缺血性中风急性期及脑出血、脑梗死恢复期各种证型。

(10)银杏达莫注射液:10～25 mL,加入5％葡萄糖注射液500 mL中静滴,每日2次。具有扩张脑血管,改善缺血作用,适用于缺血性中风各期。

(11)刺五加注射液:300～500 mg加入5％葡萄糖注射液250～500 mL中静滴,每日1～2次。平补肝肾,益精壮骨。适用于气虚、血瘀、肝肾不足证。

(12)红花注射液:5～20 mL加入5％葡萄糖注射液250 mL中静滴,每日1次。活血化瘀。用于缺血性中风。

(13)蝮蛇抗栓酶:0.5～1.0 U加入10％葡萄糖注射液250 mL静滴,注射前必须做皮试。每日1次。用于缺血性中风急性期或恢复期。

(14)苦碟子注射液:10～40 mL,加入5％葡萄糖注射液250～500 mL中静滴,每日1次。活血祛瘀清热。适用于缺血性中风瘀血闭阻者。

2.口服制剂

(1)急性期随症选用安宫牛黄丸、苏合香丸、紫雪丹、至宝丹。

(2)清开灵口服液:每次10 mL,每日3～4次。适用于肝阳暴亢、痰热腑实证。

(3)华佗再造丸:每次8 g,每日2次。用于气虚血瘀或痰瘀阻络中风恢复期、后遗症期见偏瘫、失语、口眼歪斜、肢体拘挛麻木。

(4)复方丹参片:每次3片,每日3次。用于气虚血瘀或痰瘀阻络中风偏瘫。

(5)脑安胶囊:每次2粒(8 g),每日3次。用于各型中风偏瘫,尤其属于气虚痰瘀者。

(6)中风回春丸:每次3片,每日3次。用于气虚血瘀或痰瘀阻络中风恢复期、后遗症期见偏瘫、口眼歪斜、失语。

(7)大活络丸:每次1丸,每日2次。用于气虚血瘀或痰瘀阻络之偏瘫、麻木、肢体拘挛等中风后遗症。

(8)人参再造丸:每次1丸,每日1～2次。用于气血亏损,肢体麻痹,中风瘫痪等。

(9)川芎嗪片:每次2片,每日3次。用于气虚血瘀或痰瘀阻络之中风偏瘫。

(10)灯盏花素片:每次2片,每日3次。用于各型中风偏瘫等。

(11)回天再造丸:每次1丸,每日1～2次。用于气虚血瘀或痰瘀阻络之偏瘫、麻木、肢体拘挛等中风后遗症。

(12)丹七片:每次3～5片,每日3次。用于脑血栓,预防中风。

(二)针灸疗法

1.体针

(1)中风先兆:取上星、百会、印堂、肩髃、曲池、足三里、阳陵泉穴。眩晕明显者加头维、风池;伴夜寐不安者加四神脑、神门;烦躁者,加太冲、合谷。上星平刺;百会直刺;印堂斜刺,施捻转提插补法;肩髃提插写法;曲池以麻胀感达示指为度;足三里提插补法;阳陵泉提插泻法;头维捻转泻法;风池捻转补法;四神聪、神门捻转补法;合谷、太冲捻转泻法。

(2)中经络:取肩髃、曲池、合谷、外关、环跳、阳陵泉、足三里穴。上肢不遂为主者加风池、极泉、尺泽;下肢不遂明显者加委中、三阴交、昆仑、风市;肘部拘挛加曲泽,腕部拘挛加大陵,膝部拘挛加曲泉,踝部拘挛加八邪,足趾拘挛加八风;口眼㖞斜者加风池、下关、地仓透颊车;失语、舌强语謇加廉泉、金津、玉液等。肩髃施提插泻法;曲池以麻胀感达示指为度;合谷施提插捻转泻法;外关施提插泻法;环跳以电击感到达足趾为度;阳陵泉提插泻法,使针感下行;足三里提插补法。风池捻转补法;极泉、尺泽施提插泻法。委中,仰卧位抬腿取穴,施提插泻法;三阴交、风市施提插泻法;昆仑捻转泻法。曲泽、大陵、曲泉、八邪、八风施提插捻转泻法。下关捻转泻法;地仓透颊车,提插泻法。廉泉施捻转泻法;金津、玉液用三棱针点刺放血。

(3)中脏腑:①取内关、人中、三阴交、极泉、尺泽、委中穴;手指握固者加合谷、八邪;上肢不能伸者加曲池;吞咽障碍加风池、完骨;失语加廉泉。先刺内关施捻转提插泻法;继刺人中;三阴交施提插泻法;极泉施提插泻法;尺泽施提插泻法;委中,仰卧位抬腿取穴,施提插泻法。②取内关、人中、百会、十宣、风府、气舍穴。牙关紧闭,加地仓透颊车。内关、人中刺法同前;百会横刺、施提插捻转泻法;十宣以三棱针点刺,挤压出血,每穴出血 0.2 mL 左右;风府、气舍施提插泻法。地仓透颊车,施提插泻法。适用于中脏腑闭证。③取人中、涌泉、承浆、关元、神阙、命门穴。虚汗不止加阴郄;鼾睡不醒加申脉;小便不禁加水道、三阴交、足三里。人中向上斜刺 0.2~0.3 寸;涌泉直刺 0.3~0.5 寸;承浆向舌根方向斜刺 0.2~0.3 寸,均用补法,轻浅刺激,不留针。关元、命门,艾炷灸之,每穴 5~10 min;神阙隔盐灸 5~10 min。适用于中脏腑脱证。

(4)后遗症:取穴可参照"中经络"。初病用泻法,久病用补法;初病针患侧,久病可取双侧,即"补健侧、泻患侧"之意。

针灸注意事项:①中风中脏腑患者,病情危急,应采用中西医结合方法及时抢救,使患者尽快脱离危险。②中经络患者,宜及早进行针灸治疗,并指导患者进行患肢功能锻炼。③针刺夹脊穴时要掌握好进针方向,手法宜轻,进针不宜过深,以免造成气胸。④十二井穴放血,中病即止,不宜久用。⑤人中沟离危险三角区较近,故行人中针治疗前,应严格消毒,防止感染,进针宜快,以防晕针。

2.电针

上述"体针"针刺治疗也可加用电针疗法,对中风后遗症期肢体恢复自主运动有较好的治疗作用。根据瘫痪部位,每次选 2~3 对穴,刺入后行提插手法,使感应向远处扩散,然后加电刺激,刺激量逐渐加大,通电时间为半分钟,稍停后继续通电半分钟,可重复 3~4 次,使患者产生酸胀、麻或热烫等感觉,并使有关肌群出现节律性收缩。

3.头针

治偏侧运动障碍,取对侧运动区;下肢偏瘫,取对侧运动区上 1/5 和对侧足运区;上肢偏瘫,取对侧运动区中 2/5;头面部偏瘫,运动性失语,取对侧运动区下 2/5。偏身感觉障碍,取对侧感觉区;下肢感觉障碍,取对侧感觉区上 1/5,对侧足感区;上肢感觉障碍,取对侧感觉区中 2/5;头面部感觉障碍,取对侧感觉区下 2/5。失语,选瘫痪对侧运动区下 2/5;精神障碍、强哭强笑,刺正中线两侧胸腔以上,横刺;肢体水肿,取对侧血管舒缩区。沿头皮进针,以 150~180 次/min 的速度均匀快速捻转 2~3 min,间隔 15 min 捻转 1 次,捻转 2~3 次后起针;10 次为 1 个疗程。

4.眼针

治中风偏瘫取上、下焦区(以患侧为主),可使患侧肢体逐渐恢复自主运动。用点眼棒或三棱针柄在眼眶区的范围内,均匀用力,轻轻按压,出现酸、麻、胀、重或发热,或微痛,或有舒适感均为穴位反应。以左手指按压眼球,使眼眶皮肤绷紧,右手持 32 号 5 分毫针,在眼眶边缘 2 分许处,轻轻刺入,以瞳孔中心划分经区界限,在经区界限内沿皮直刺或横刺,不用手法,顺着眼针经穴分布顺序进行为补,反之为泻,留针 15～30 min,中间捻转 1 次,10～15 次为 1 个疗程。

5.平针

选肝、三焦、皮质下、神门等部位。取双侧;中等刺激,留针 2～4 h;恢复期隔日 1 次,10 次为 1 个疗程,休息 5～7 天。

6.口针

取瘫痪肢体对侧的上、下肢区。针尖与口腔黏膜呈 15°～30°,斜刺或平刺进针,留针 30 min。隔日 1 次,10 次为 1 个疗程。

(三)穴位注射疗法

(1)偏瘫初期,用三磷酸腺苷注射液 5～10 mg;后期用呋喃硫胺注射液 10 mg 加维生素 B 注射液 0.1 mg,注入病侧风池穴,每日 1 次。

(2)治瘫痪取夹脊穴,配足三里、阳陵泉、悬钟、承山、风市、解溪。每次选 2～4 个穴,用川芎嗪注射液或胞磷胆碱钠,每穴注入 0.3～0.5 mL,并用三磷酸腺苷 10～20 mg 注入患侧风池,隔日治疗 1 次,15 次为 1 个疗程。

(四)穴位埋线疗法

治疗偏瘫取手三里、足三里、阳陵泉、承山、三阴交,每次选取 1～3 个穴,埋羊肠线,15 天做 1 次,3 次为 1 个疗程,主要用于中风恢复期患者。

(五)贴敷疗法

包括穴位贴敷疗法、脐疗法等。可用辨证选方药或用单验方贴敷。

(六)浸洗法

以伸筋草、透骨草、威灵仙各 30 g,红花 10 g;水煎,保持 50～60 ℃药液浸泡 20～30 min,浸泡时,手、足趾在药液中进行自主屈伸活动,每日 2～3 次,连用 2 个月,治中风手足拘挛。

(七)推拿法

1.适应证

适用于中风病急性期和后遗症期的半身不遂。手法可用推、拿、按、摩、滚、点、揉、抖、震、捏等。取穴有风池、肩井、肩髃、天井、手三里、曲池、尺泽、合谷、肾俞、环跳、委中、阳陵泉、足三里、三阴交、承山。面部、背部及四肢,以患侧为重点。

2.手法要领

对半身不遂患者,其上肢按穴位以点揉法做好后,用力拉、抖其臂,并做轮转活动其肩、肘及腕关节后,再捏合谷穴 10 余次;然后一手托患肢,用另一只手拨动患者腋窝下大筋,使其有麻木感,可传到手指,再揉搓十指,使血液贯通到指尖;最后用滚掌法搓其臂,至皮肤发热为止。对下肢瘫痪者,其操作次序基本相同。仍先施治穴位,后进行抗、抖及转动屈伸其上中下关节;但着重于血根四脉及膝眼四脉的按摩。每天上、下午各施治 1 次,正常肢与患肢一样进行。在施治中对患肢要根据病情做适度地按摩。

(八)高压氧疗法

高压氧可用于出血性或缺血性中风,对意识、运动、语言等功能恢复均有一定效果。在其他疗法的基础上辅以高压氧治疗,急性期可使症状得到缓解,恢复期可加速患者康复。对收缩压控制在 21.28 kPa(160 mmHg)以下的患者,脑水肿消退后,用 2 个大气压的高压氧舱治疗1.5～2 h,每日 1 次,10 天为 1 个疗程。

(九)光量子血疗法

该疗法能提高机体的抗感染力,调节免疫力,降低血脂、血糖、血黏度,改善微循环,促进机体的氧代谢和能量代谢。每3～5 天治疗 1 次,5 次为 1 个疗程。

(十)藏医疗法

藏医疗法是指藏族医师创造的具有其民族特色的医疗方法。二十五味珍珠丸(《藏药标准》),每日 2～3 次,每次 4～5 丸,温开水送服。用于中风。

(十一)其他疗法

其他如脐疗法、刮痧法、点舌法、刺血法、灌肠疗法、超声疗法、水疗、磁疗、音频电疗、药枕、心理治疗等都有一定疗效。

七、预防与调护

(一)预防措施

预防的根本措施是控制和干预急性脑血管病危险因素和诱发因素。

(1)控制血压是减少急性脑血管病发作的重要措施之一,对于发病以前就有高血压病或发病以后血压仍然很高者,都有可能发生急性脑血管病,因此,一定要做到长期服用有效的降压药物,不能中途停药。

(2)针对心源性栓子应用抗凝药物已被确认对预防脑栓塞行之有效。

(3)要积极治疗糖尿病、冠心病、高脂血症,以及一过性脑缺血发作等促使急性脑血管病发生或复发的疾病。

(4)改善生活方式,戒烟、避免酗酒、调整饮食结构、提倡适量的钠盐摄入和足够的含钾食物(新鲜蔬菜和水果)。

(5)坚持参加适宜的体育锻炼,既能增强体质,又能防止肥胖、降低血液黏度。

(6)避免各种精神刺激、过度疲劳,消除脑血管病发生的诱因。快速调节心理状态。降低紧张性生活事件的应激强度及时间,改变应激的情绪反应方式。

(7)定期医学检查,发现问题及时治疗。

(8)年老之人,虽将息得宜,但毕竟阴阳气血业已失调、亏损,因此,可适时服用有关扶助正气的药物,调整机体阴阳,以提高机体抗病能力,防止中风的发生。

急性脑血管病是可以预防的,至少可以减少和延缓复发。只要患者及其家属能在思想上加以重视,并有切实可行的预防措施,定期进行检测,一定能够获得良好的效果。

（二）调护要点

1.一般护理

急性期患者宜卧床。中脏腑者头部可稍高，且尽量少活动；痰涎壅盛，频繁呕吐者，使其取侧卧位，并可拍患者后背，帮助排痰，必要时吸痰；伴有抽搐者，宜加床栏，以防其坠床，以咬牙垫防舌咬伤，床单宜平整。需密切观察病情，重点观察神志、瞳神、气息、脉象、血压等情况。昏迷者宜记24 h出入量；若体温超过39℃可用物理法降温，并警惕抽搐、呃逆、呕血及厥脱等变证的发生，做好抢救准备。对昏迷患者病情稳定后，可鼻饲混合奶、蔬菜汁等保证一定的营养供给。保持呼吸道通畅，防止肺部、口腔、皮肤、会阴、眼部等感染。

2.饮食调养

（1）宜少盐、少糖、清淡饮食，对膏粱厚味、肥甘生痰动火、辛辣刺激性食物要加以限制。

（2）限制胆固醇过高和饱和脂肪酸多的食物；多吃富含膳食纤维的食物，保持大便通畅。

（3）限制总热量，控制体重；不宜饱餐，暴饮暴食；同时又要防止营养不良，达到膳食的平衡与合理。

（4）少饮酒、不吸烟、忌饮浓咖啡。

（5）可以应用特制滋补食品及具有保健作用的菜肴，对脑血管病进行预防和调养。特制滋补食品常用中草药中具有滋补作用者为原料，常用人参、冬虫夏草、枸杞子、黄芪、怀山药、天麻、茯苓、当归、何首乌、黄精、燕窝、乌梢蛇、薏苡仁、龙眼肉、核桃、芝麻、甲鱼等。如高脂血症可以服用何首乌片、瓜蒌片、灵芝片等中成药。具有保健作用的菜肴亦较常用，如用甲鱼做成菜肴可滋阴补血，紫菜烧猪肉可以清热降压，枸杞茶可以滋阴明目。

3.生活调理

（1）加强锻炼，增强体质，选择诸如太极拳等合适的锻炼方法，以促进机体气血运行，增强体质，防止中风的发生。

（2）起居有常，避寒保暖，顺应四时，劳逸适度，节制房事，才能使元气充盛，气血调和，阴阳平衡，脏腑功能活动正常。

4.心理调护

（1）调节情志，保持乐观愉快的情绪，清静内守，避免大喜、大悲等情绪波动。

（2）患中风病以后，及时、积极地配合医师、护士接受治疗、康复，避免悲观、烦躁、失望等不良的情绪，增强战胜疾病的信心，以主动、积极、乐观、顽强的精神与疾病作斗争，以期早日康复。

第二节　血管性头痛

血管性头痛是指头部血管舒缩功能障碍及大脑皮层功能失调，或某些体液物质暂时性改变所引起的临床综合征。以发作性的头部剧痛、胀痛或搏动性痛为特点。典型病例发作前可有眼前闪光，一过性暗点或偏盲，每次发作多为一侧开始，可始终限于一侧，也可扩散到对侧而累及整个头部，常伴有恶心、呕吐或其他自主神经功能紊乱的各种症状。包括偏头痛、丛集性头痛、高血压性头痛、脑血管性疾病(如蛛网膜下腔出血、脑出血、动静脉畸形、颤动脉炎等)、非偏头痛型血管性头痛。在此主要论述临床比较常见的偏头痛。偏头痛是一种常见病、多发病,多起于青春期。全球有 10%～15% 的人患有偏头痛。我国成年人偏头痛的患病率达 7.7%～18.7%,其中女性患者比男性患者多 3～4 倍。

祖国医学对偏头痛未设专篇论述,散见于头痛的相关内容。本病相当于中医的"头风""脑风""偏头痛""偏头风""厥头痛"。《素问·风论》:"风气循风府而上,则为脑风""新沐中风,则为首风",首先提出脑风、首风之名。《素问·五脏生成篇》曰:"头痛颠疾,下虚上实,过在足少阴、巨阳,甚则入肾。"张仲景在《伤寒论》六经条文里列有太阳病、阳明病、少阳病、厥阴病头痛,并在厥阴病中指出"干呕吐涎沫,头痛者,吴茱萸汤主之"的治法。《济生方·头痛论治》认为头痛是因为血气俱虚,风寒暑湿之邪伤于阳经,伏留不去,乃为厥头痛。《东垣十书》则将头痛分为内伤头痛和外感头痛,根据症状和病因的不同还有伤寒头痛、湿热头痛、偏头痛、真头痛、气虚头痛、血虚头痛、气血俱虚头痛、厥逆头痛等;还在《内经》《伤寒论》的基础上加以发挥,补充了太阴头痛和少阴头痛,这样便成为头痛分经用药的开始。朱丹溪认为头痛多因痰与火,《丹溪心法·头痛》:"头痛多主于痰,痛甚者火多,有可吐者,可下者。""头痛须用川芎,如不愈各加引经药。太阳川芎,阳明白芷,少阳柴胡,太阴苍术,少阴细辛。厥阴吴茱萸。如肥人头痛,是湿痰,宜半夏、苍术。如瘦人,是热,宜酒制黄芩、防风。"《普济方·头痛附论》曰:"若人气血俱虚,风邪伤于阳经,入于脑中,则令人头痛也。又有手三阴之脉,受风寒伏留而不去者名厥头痛。"张景岳则云:"辨证头痛,应先审久暂,次辨表里,据脉证虚实而治。"可见中医对于偏头痛早有认识,不仅在病因病机、临床表现有系统地论述,在治疗方面也积累了丰富的经验。

一、病因病机

(一)中医病因病机

盖头为"诸阳之会""清阳之府",又为髓海所在,三阳经脉均上循于头面,足厥阴肝经与督脉会于颠顶,五脏六腑之精气,皆上注于头,故凡脏腑经络之病变均可直接或间接影响头部而发生头痛。本病以内伤为主,内伤诸疾,导致气血逆乱,瘀阻经络,脑失所养,或感受外邪、外伤等因素,导致脑神受扰,均可引起头痛。

1.情志失调

郁怒忧思,伤及肝木;或肝气郁结,气郁化火,肝阳独亢,上扰清空而引起头痛。

2.久病体虚

患病日久,体质虚弱,或失血之后,气血耗伤,不能上荣于脑髓脉络;或素体阴虚,肝失涵养,肝气有余,阳亢于上,扰及头目发为头痛。

3.饮食不节

嗜食肥甘厚味,或饥饱失常,伤及脾胃,运化不健,痰湿内生,上蒙清阳,发生头痛。

4.摄生不当

起居失常,烦劳太过,或房事不节,损伤精气,髓海不足,脑失所养而致头痛。

5.感受外邪

感受风寒湿热等外邪,侵袭经络,上犯颠顶而为头痛。

6.外伤跌仆

脑髓受伤,瘀阻络道,清窍不利,亦可导致头痛。

可见引起本病的病因病机复杂,但主要是肝脾肾的功能失调和风、火、痰、瘀阻络所致。而外感、饮食、情志、劳倦等因素常能诱发本病。其病位主要在脑,涉及肝、脾、肾。以虚症多见,但也有虚中夹实者,如痰浊、瘀血等,当权衡主次。

(二)西医病因病理

目前认为偏头痛的发作受多种因素作用。颅内、外血管的舒缩异常、局部血管的无菌性炎症反应是引起头痛的直接原因。而以上反应则是继发于神经紊乱和血管活性物质调节的不稳定性、血小板和某些酶功能异常,同时还受饮食、内分泌、遗传、精神因素的影响。

有关偏头痛的发病机制和病理生理过程亦未完全明了。传统的血管学说认为头痛的先兆症状与颅内血管收缩有关,随后的痛反应性颅内、外血管的扩张导致了头痛的出现。但该学说难以解释偏头痛的前驱症状,亦未被进一步的脑血流研究证实。

周围机制在偏头痛的发病中具有重要作用,刺激三叉神经,P-物质、降钙素相关和神经激肽A释放增加,引起神经源性炎症,增加神经源的敏感性,改变微循环的血流量。

5-羟色胺(5-HT)在偏头痛的发病中亦发挥作用。刺激中脑的5-HT脑细胞,可出现脑血流增加,利血平可以诱发偏头痛的发生,睡眠可终止偏头痛的发作。偏头痛的发作期,血浆中5-HT水平降低,尿液中5-HT的主要代谢产物,5-羟吲哚乙酸排出增加。脑中的5-HT受体的分布和功能并不均一,某些受体具有调节血流的作用,而另一些受体则与疼痛、睡眠、体温调节、情感行为、感觉和运动有关。

可能与偏头痛的发作有关的神经介质和调质包括儿茶酚胺、组织胺、血管活性肽、前列腺素、内源性阿片物质、游离脂肪酸、类固醇激素等。

(三)预后与转归

偏头痛属于内伤头痛,一般病程较长,不及时和彻底治疗,常可反复不愈,迁延数年,治疗较难。有些头痛,因风火上扰,或阳亢化风,可并发中风、目盲或眩晕等病。

二、临床表现及辅助检查

(一)临床表现

1.症状

(1)先兆症状。常发生于头痛发作前半小时左右,多数先兆是由颈内动脉系统缺血或椎基底动脉系统缺血引起。最常见的是视觉症状,如眼前出现闪光点或光谱环,光点或色彩可呈线条状移动或不断扩大,继而不规则地缩小。此外,尚可见视野缺损、畏光、双侧瞳孔不等大、瞳孔散大,光反应消失及自主神经功能紊乱症。亦可发生程度不等的感觉和运动异常及高级皮质功能障碍。如感觉麻木,刺痛,感觉减退或缺失,偏瘫、运动感觉障碍及出现烦躁、恐惧、易激惹等情绪改变或多种意识障碍。

(2)头痛。反复发作性搏动性头痛是偏头痛的特征表现。头痛为一侧者占多数,约为2/3,另外1/3为双侧者。疼痛亦可在一侧反复发作后转为另一侧。额颞部、眼眶部较枕部多见,亦可发展为全头痛。这种与脉搏搏动一致的跳痛,可因声光刺激、咳嗽、腹肌用力而加重,也可因压迫患侧颈动脉、颞动脉使之减轻。头痛可持续数小时至 2~3 天不等,其发生频度差别很大,有人一生中仅发生 1~2 次,亦有少数患者可天天发作,呈偏头痛持续状态。约 60% 患者每周发作不超过 1 次。有些患者发作很规律,常在月经来潮前后或每年的特定季节发病。

2.体征

一般无明显神经系统阳性体征。

(二)临床类型

偏头痛可分为以下几种临床类型。

1.不伴先兆的偏头痛(普通型偏头痛)

不伴先兆的偏头痛最为常见。发作性一侧中度到重度搏动性头痛,伴恶心、呕吐或畏光和畏声。体力活动后往往使头痛加剧。通常在发作开始时仅为轻到中度的钝痛或不适感,几分钟至几小时后达到严重的搏动性痛或跳痛。若 90% 的发作与月经周期密切相关称月经期偏头痛。出现上述发作至少 5 次,除外颅内外各种器质性疾病后方可作出诊断。

2.伴有先兆的偏头痛(典型偏头痛)

发病年龄可从 6~40 岁,但以青春期至 20 岁居多。50~60 岁后能自行缓解。发作呈复发性,每月 1~4 次,有的患者 1 年才发作 1 次,有的则每月发作 15~16 次。

(1)先兆期。可见一些视觉症状和感觉症状,如畏光,眼前闪光或火花、感觉异常、偏身麻木等,大多持续 5~20 min。

(2)头痛期。常在先兆开始消退时出现。疼痛多始于一侧眶上、眶后部或额颞区,逐渐加重而扩展至半侧头部,甚至整个头部及颈部。头痛为搏动性,呈跳痛或钻凿样痛,程度逐渐发展成持续性剧痛。不少患者伴有自主神经功能紊乱症状。每次发作大多持续 1~3 日,大部分病例每次发作均在同一侧,也有左右侧交替发作者。

3.眼肌麻痹型偏头痛和偏瘫型偏头痛

极少见。有固定于一侧的头痛发作史,在 1 次较剧烈头痛发作后或头痛已开始减轻时,出现头痛同侧的眼肌麻痹,以动眼神经麻痹的上睑下垂最多见。神经影像学检查排除颅内(包括鞍旁)器质性病损。

4.儿童期良性发作型眩晕(偏头痛等位发作)

发作过程及周期性都极像偏头痛,有偏头痛家族史但儿童本人无头痛。表现为多次、短暂的晕厥发作,也可出现发作性平衡失调、焦虑,伴有眼球震颤或呕吐。间隙期一切正常。部分儿童后可转为偏头痛。

5.视网膜型偏头痛

本型特点为反复发作的单眼暗点或视觉缺失并伴有头痛。这种视觉障碍持续时间<1 h,可完全恢复,发作后眼科检查正常。

6.底型偏头痛

女孩或年轻妇女多见,发作与月经期有关,为突然发作的短暂视觉障碍、眩晕、步态共济失调、发音困难、肢体感觉异常和伴有呕吐的枕部搏动性头痛,有偏头痛家族史。

7.腹型偏头痛

腹型偏头痛是一种少见情况,临床表现为周期性上腹部疼痛,伴有呕吐,但很少或甚至没有头痛,发作持续数小时或长达 48 h。可被误诊为阑尾炎、胰腺炎或肠胃炎。

（三）辅助检查

偏头痛主要依靠病史和临床症状进行诊断,现尚没有特异性的辅助检查。因 95% 的病例不能提供有助于诊断头痛的资料。但对头痛疑为颅内病变者需进行辅助检查。

1.脑血流图

偏头痛患者的发作期和间歇期脑血流图的主要变化是两侧波幅不对称,一侧偏高或一侧偏低。

2.经颅多普勒超声扫描（TCD）

发作间歇期,TCD 不能鉴别典型和普通型偏头痛。仅能提供一些血流动力学改变的基础依据,如血流速度增快,双侧流速不对称,出现血管杂音和血流速度不稳定等;偏头痛发作期,普通偏头痛患者平均降流速（Vm）下降,血管杂音减弱消失。

3.脑电图检查

一般认为,偏头痛患者无论是在发作期或间歇期,脑电图的异常发生率皆比正常对照组高。但是,偏头痛患者的脑电图改变不具有特异性,因为它可有正常波形、普通型慢波、棘波放电、局灶性棘波、尖波以及对过度通气、闪光刺激有异常反应等各种波形。小儿偏头痛脑电图常出现棘波、阵发性慢波、快波波动及弥漫性慢波。

4.头颅 CT

临床发现偏头痛患者头颅 CT 扫描多为正常,偶有显示局灶性梗死或水肿的现象。偏头痛患者 CT 检查不作为常规,当有神经系统检查异常或疑有颅内占位病变时才进行该项检查。

5.脑血管造影

当偏头痛患者有以下情况存在时,建议行脑血管造影检查:①发作时合并神经缺失体征,偏瘫、眼肌麻痹等。②颅内有血管杂音。③头痛发作剧烈且长期位于一侧。④颅骨平片有异常。⑤抗偏头痛治疗无效。⑥无阳性偏头痛家族史。

（四）常见并发症

主要有偏头痛持续状态和偏头痛型梗死。

1.偏头痛持续状态

诊断标准为:符合有先兆或无先兆偏头痛的诊断标准;不管治疗与否,除头痛持续时间超过 72 h 外,发作符合偏头痛中某型标准;整个发作期头痛持续,或间以不超过 4 h 的头痛消失期,睡眠时头痛中断不算。

2.偏头痛型梗死（复杂型偏头痛）

诊断标准为:既往有先兆偏头痛的发作;此次仍是过去典型发作,但神经系统障碍在 7 天内未完全恢复,和(或)神经影像学检查证实相应部位有缺血梗死;梗死的其他原因被适当检查排除。

三、诊断

偏头痛的诊断主要依靠详细询问病史及尽可能地排除其他疾病。

(1)以发作性搏动性头痛为主,也可呈胀痛。

（2）以一侧头痛为主，也可为全头痛。

（3）为间歇性反复发作，起止较突然。间歇期如常人，病程较长。

（4）常于青春期起病，女性居多。

（5）有或无视觉性、感觉性、运动性、精神性等先兆或伴随症状，但多数伴有恶心、呕吐等明显的自主神经症状。

（6）有或无偏头痛家族史。

（7）某些饮食、月经、情绪波动、过劳等因素可诱发；压迫颈总动脉、颞浅动脉、眶上动脉或短时休息、睡眠可减轻发作。

四、鉴别诊断

偏头痛常与下列疾病作鉴别。

1.紧张性头痛

其致病原因为精神因素造成自主神经功能紊乱，而使血管收缩，组织缺血，致痛物质释放及持续性肌肉收缩。其特点为持续性钝痛，患者常述为头部"紧箍感"，多位于颞顶部或枕部。除头痛外常伴有睡眠障碍、情绪焦虑等症状。抗偏头痛治疗效果差，应用抗抑郁药及安定类药物效果良好。

2.头痛性癫痫

偏头痛有周期发作性，多有家族史，应与头痛性癫痫鉴别。两者发作时均以头痛为主，可伴有恶心、呕吐等胃肠道症状，但需有发作先兆短暂仅数秒钟，且头痛多为双侧且持续半小时至 1 h，而偏头痛视觉先兆时间长可数分至数十分钟，头痛常为一侧搏动性头痛，可持续 4～72 h。头痛性癫痫发作时脑电图主要为阵发性高波幅的 4～7 波/s 的 θ 波节律，或棘波、尖波、棘慢综合波等，常双侧对称出现、间歇期正常；偏头痛发作期可有局限慢波，偶有发作波。

3.颅内压增高性头痛

头痛是颅内压增高症的主要症状。早期头痛较轻，呈持续性钝痛，以额部为主，清晨起床时明显，活动后减轻，这可能与平卧时颈静脉回流差有关。随着颅内压不断增高，头痛呈进行性加重，咳嗽、喷嚏、大便等使颅内压增高活动可加重头痛，可伴有恶心呕吐症状，后期可出现视盘水肿等，这些有助于与偏头痛鉴别。

4.高血压性头痛

严重高血压可伴头痛，头痛多为全头痛，以胀痛为主，常位于额及枕部，低头或屏气用力可使头痛加重，血压控制后头痛多随之缓解。

5.颞动脉炎

头痛为主要症状，常位于颞部皮肤表浅部位及眼眶周围，亦可能扩散至额、枕部，是一种烧灼样的强烈持续性搏动性痛，这种特点为其他血管性头痛中所没有的；患者颞动脉触痛明显，颞动脉可有条索样改变，除此患者可有发热、血沉增快、全身无力、游走性多发肌肉痛等。动脉活检可作最后确诊。

6.短暂性脑缺血发作（TIA）

应与偏瘫性或基底性偏头痛鉴别。TIA 是由于颈内动脉系统或椎基底动脉系统一过性缺血造成的短暂性脑功能障碍,可反复发作,头痛发生率约 29.9%,TIA 多发生于中年以上者,常有高血压、动脉硬化、糖尿病、高脂血症、高粘血症、颈椎病等病史,1 次发作不超过 24 h,发作后不留任何神经症状和体征,压迫颈总动脉或转颈有时可诱发症状。

7.Tolosa-Hunt 综合征

与眼肌麻痹性偏头痛相鉴别。前者多在中年发病,发病前多有感染诱因,如上呼吸道感染、面部等感染灶,头痛以眼球后钻痛为主,眼肌麻痹以全部眼内、外肌麻痹常见。视神经亦常受累,持续时间长,影像学或脑血管造影有异常发现,对激素治疗反应较好。后者多在儿童或青少年起病,通常以普通偏头痛发病,多在 1 次剧烈头痛时或头痛消失后发生眼肌麻痹,以动眼神经受累最多,持续时间短,多为可逆性,颈动脉造影等常无异常发现。

五、辨证治疗

(一)辨证要点

1.辨虚实

本病大多由脏腑功能失调所致,一般起病缓慢,病程较长,多表现为隐痛,痛势悠悠,时作时止,遇劳则剧,多为虚证,或本虚标实证。或因外感而发病,一般痛势较剧,多表现为掣痛、跳痛、灼痛、胀痛、重痛、痛无休止,多属实证。

2.辨部位

太阳经头痛,多在头后部,下连于颈项;阳明经头痛,多在前额部及眉棱等处;少阳经头痛,多在头之两侧,并连及耳部;厥阴经头痛,多在颠顶部位,或连于目系。

3.辨性质

痛势剧烈,或遇热或激动时头痛加重者为肝火头痛;跳痛或痛而头颤,伴眩晕者为肝阳头痛;头脑空痛,伴耳鸣、腰膝酸软者为肾虚头痛;痛势绵绵,心悸面白,遇劳加重者为血虚头痛。瘀血头痛,则多见刺痛、钝痛、固定痛,或头部外伤史及久痛不愈史;痰浊头痛,则常兼见恶心呕吐痰涎。

(二)治疗原则

急性发作期多由风邪、肝阳、痰浊、血瘀诱发,以疏风、降火或潜阳、化痰、祛瘀为主。缓解期应着重健脾、养肝、补肾以防复发。根据疼痛的部位不同,可在辨证的基础上选用引经药治疗。

(三)分型论治

本病临床分为六型辨证。

1.肝阳上亢

主症:头痛胀痛或跳痛,以额颞部疼痛多见,或眩晕,情绪不畅,或正值月经期头痛加重,或心烦易怒,夜寐不安,口干口苦,舌质红,苔黄,脉弦或弦细数。

治法:平肝潜阳。

方药:天麻钩藤饮(《杂病诊治新义》)。天麻 12 g,石决明 30 g(先煎),钩藤 9 g(后下),栀子 12 g,刺蒺藜 12 g,川牛膝 12 g,川芎 6 g,黄芩 9 g,当归 12 g。每日 1 剂,水煎服。

加减:兼有面红目赤者加龙胆草;心烦不眠,加炒酸枣仁、柏子仁、磁石;便秘者加生何首乌、决明子。

2.风火上扰

主症:头痛而胀,甚则头痛如裂,或跳痛,面红目赤,口苦口干,急躁易怒,失眠多梦,舌红苔黄,脉弦数。

治法:平肝熄风泻火。

方药:龙胆泻肝汤(《兰室秘藏》)。龙胆草 6 g,生地黄 12 g,黄芩 9 g,栀子 12 g,泽泻 12 g,车前子 15 g,柴胡 6 g,羚羊角 2 g(分冲),钩藤 9 g(后下)。每日 1 剂,水煎服。

加减:头晕目眩者,加菊花、天麻、磁石;阴虚口干明显者加麦冬、玄参;大便干者加生大黄。

3.瘀血阻络

主症:痛有定处,头痛如刺,经久不愈,面色晦暗,舌质暗红或紫暗,或舌上有瘀斑瘀点,苔薄白,脉涩或弦。

治法:活血祛瘀。

方药:血府逐瘀汤(《医林改错》)。当归 12 g,生地黄 12 g,桃仁 12 g,红花 9 g,赤芍 9 g,川芎 6 g,丹参 12 g。每日 1 剂,水煎服。

加减:头痛严重者可加蜈蚣、全蝎;健忘失眠者加石菖蒲、远志;血虚者加阿胶、制何首乌、熟地黄;气虚者加黄芪。

4.痰浊阻窍

主症:头痛头胀,头沉重,头晕胸闷伴恶心呕吐痰涎,肢重体倦,纳呆,舌苔白腻,脉弦滑。

治法:化痰开窍,降逆止痛。

方药:半夏白术天麻汤(《医学新悟》)。法半夏 12 g,天麻 12 g,白术 12 g,胆南星 9 g,石菖蒲 12 g,远志 12 g,地龙 12 g,每日 1 剂,水煎服。

加减:胸脘痞闷,纳呆呕恶者,加藿香、厚朴、佩兰;兼有瘀血者加川芎、当归;有风痰者加制白附子。

5.气血亏虚

主症:头痛,痛势绵绵,时发时止,遇劳痛甚,神疲体倦,面白无华,舌淡苔白,脉沉细而弱。

治法:益气补血。

方药:四物汤(《仙授理伤续断秘方》)。当归 9 g,熟地黄 12 g,白芍 9 g,天麻 12 g,川芎 6 g,党参 9 g,白术 9 g,黄芪 12 g,刺蒺藜 9 g,白芷 6 g,升麻 6 g,甘草 4.5 g。每日 1 剂,水煎服。

加减:血虚重者,加何首乌、阿胶;心悸失眠者加炒枣仁、柏子仁;畏风怕冷加党参、细辛、防风。

6.肾精亏虚

主症:头痛眩晕且空,腰膝酸软,神疲乏力,遗精带下,耳鸣失眠,舌红少苔,脉细无力。

治法:养阴补肾。

方药:大补元煎(《景岳全书》)。熟地黄 15 g,山茱萸 12 g,山药 12 g,天麻 12 g,枸杞子 9 g,甘草 9 g,人参 10 g,当归 12 g,黄芪 12 g,杜仲 10 g。每日 1 剂,水煎服。

加减:如病情好转,亦可常服杞菊地黄丸补肾阴潜肝阳。若头痛而畏寒,面白,四肢不温,舌淡,脉沉细而缓,属肾阳不足,可用右归丸温补肾阳,填补精血。若兼有外感寒邪,侵犯少阴经脉,可用麻黄附子细辛汤。

六、西医治疗

偏头痛的治疗主要分急性发作期终止疼痛的治疗和发作间歇期的预防性治疗。故急性发作期以控制症状为目的,给予镇痛、血管收缩药等。

（一）一般治疗

（1）发作期应使患者保持平静,解除心理上和精神上的恐惧感,避免焦虑和紧张。将患者安置在光线比较暗淡的房间里,斜坐在躺椅上或高枕卧位躺在床上。额部与颞部冷敷,要让患者保持适度的睡眠,减少强烈光照,不做剧烈运动。

（2）寻找头痛发作的诱因,如女性患者追问头痛与月经的关系及有无口服避孕药物史。尽量避免服用硝酸甘油、利血平、肼屈嗪、维生素 A、氯米芬等。

（3）注意饮食有节,避免辛辣刺激性食物,禁止饮酒。

（4）在先兆期持续性用力压迫患者的颞浅动脉的额部分支,可使 80% 的患者阻断疼痛发作。

（二）偏头痛急性发作期的治疗

1.麦角胺制剂

麦角胺制剂为血管收缩药:①麦角胺咖啡因,每片含麦角胺 1 mg、咖啡因 100 mg,口服 1～2 片,前驱期或发作初期用。②酒石酸麦角胺注射液,每支 0.25 mg 或 0.50 mg,皮下或肌内注射,用于头痛严重时。

2.前列腺素抑制药

主要包括:①阿司匹林,急性发作期每次为 600 mg,日服 2 次,连续应用,也可用作偏头痛预防。②吲哚美辛(消炎痛),每次 20 mg,每日 3 次。

3.镇静药

地西泮(安定)、APC 和对乙酰氨基酚等,对早期患者有明显效果。经常服用效果越来越差。

4.利多卡因

使用 2% 的利多卡因 1 mg,滴入头痛侧鼻孔,可使头痛缓解。

5.吸氧疗法

用导管吸氧法,2～3 L/min,10～20 min 后可使部分偏头痛发作缓解。

（三）发作间歇期预防性治疗

1.抗 5-HT 药

甲基麦角酰胺是预防偏头痛最有效的药物。每日 2～6 mg,约 60% 的患者完全或部分制止发作。用药一般不超过 6 个月,必要时停药 1～2 个月再用,以免出现腹膜后及肺纤维化等不良反应。也可用苯噻啶每次 0.5 mg,每日 3 次,口服,1 周后可逐渐增加剂量,最大剂量每日 6 mg,连续服用不超过 6 个月。

2.β 受体阻滞药

普萘洛尔(心得安),一般按每日 1 mg/kg,分 3 次服用,有哮喘、心衰或房室传导阻滞者禁用。美托洛尔(美多心安),50 mg/次口服,每日 2 次,连服 8 周。

3.钙拮抗药

氟桂利嗪,每次 5 mg,每日 2 次,或每日顿服 10 mg。或尼莫地平,每次 20~40 mg,每日 3 次,口服。

4.血管张力稳定药

可乐定又称 110 降压片。用可乐定预防偏头痛的有效率为 53%~59%。一般用 50~150 μg/d,分 2 次服用,从小剂量开始,逐渐增加。小儿按每日 1 μg/kg 计算,应用时间较长,有些患者在服药数月后才出现效果。

5.抗抑郁药

苯乙肼,为单胺氧化酶抑制药,预防偏头痛有效率约 80%。常用剂量为 15 mg/次口服,每日 3 次。阿米替林,开始用 25 mg/d 口服,逐渐增至 150 mg/d。

6.阿司匹林(乙酰水杨酸)

临床观察预防偏头痛有效率为 75%。每次 0.6 g,口服,每日 2 次,连用 3 个月。

7.磷酸组胺脱敏疗法

先用 1∶100 万组胺 0.1 mL 皮下注射,逐日增加 0.1 mL,第 10 天为 1 mL,再用 1∶10 万的组胺,方法同上。1 个疗程 20 天,可反复 4~5 个疗程。此法无明显不良反应。

8.丙戊酸钠

每日剂量 1200 mg,分早晚 2 次服。

9.舒马曲坦

发作时肌注 6 mg,注后短时间内头痛明显减轻或消失。不良反应是注射后常感心跳、胸闷,几分钟内消失。该药也有口服片。

10.激素

用于内分泌障碍所致偏头痛。如月经性偏头痛患者可睡前服己烯雌酚 1~2 mg,可防止发作。也可用甲睾酮,每次用 5~10 mg,每日 3 次,用后头痛症状改善。

(四)手术治疗

偏头痛经药物治疗无效者,可采用手术治疗。①岩浅大神经切断、脑膜中动脉切断结扎术。②血管-神经-肌肉联合手术或血管-神经联合切除术。

七、其他治疗

(一)中成药

1.正天丸

具有养血平肝,通络止痛功效。用于气血亏虚夹瘀头痛。每次 1 包,每日 3 次,15 天为 1 个疗程,可连服 3 个疗程。

2.头风痛丸

具有祛风止痛功效。用于偏头痛风瘀证。口服,每次 6~9 g,每日 2 次。

3.小柴胡颗粒剂

具有疏肝解郁功效。适用于肝气郁结型月经期发作之头痛。每次 1 包,每日 2 次。

4.金匮肾气丸

具有温补肾阳功效。适用于肾阳不足型头痛。每次 6～8 g,每日 3 次。

5.清开灵注射液

适用于肝阳亢盛、肝火上炎,或兼夹风热之头痛。40 mL 加入 5％葡萄糖注射液 500 mL 中静滴,每日 1 次,10 天为 1 个疗程。

6.盐酸川芎嗪注射液

适用于瘀血阻络型头痛。80 mg 加入 5％葡萄糖注射液 500 mL 中静滴,每日 1 次,10 天为 1 个疗程。

(二)针灸推拿疗法

1.针刺疗法

取太阳、外关、足临泣,采用中、强刺激,每天或隔天 1 次,留针 20 min,5 次为 1 个疗程。

2.电针

分 2 对穴组,风池与阿是穴,太阳与阿是穴。任选一对穴,采用泻法,用 2～3 V 弱感应电流,通电 3～5 s,每日或隔日治疗 1 次。

3.刺络拔罐

取穴,太阳、大椎。三棱针点刺 3～5 次,加罐拔之,出血量 2～5 mL。

4.灸法

太阳、风池、百会、率谷、印堂、行间、天柱、外关。用艾灸行雀啄灸,每次选用 2～4 个穴,每穴每次 5～10 min,每日灸 1～2 次。

5.推拿

按摩百会穴,两手大拇指,按住百会穴附近,前后左右地按摩 22 次。按摩双侧太阳穴,两手大拇指,按压双侧太阳穴,前后左右按摩 22 次。

(三)外治法

1.塞鼻法

用川芎 10 g,白芷 10 g,细辛 3 g,共研细粉,贮瓶中备用。头痛时,可用湿棉球蘸药粉,塞入头痛一侧鼻孔或两侧鼻孔交替使用。

2.搐鼻法

白芷 30 g,冰片 0.6 g。上药共研为末,每用少许药末吸入鼻内,每日 3 次。

八、预防与调护

(一)预防措施

1.气候因素

湿热气候容易使人情绪波动、烦躁、食欲减退,引起自主神经功能紊乱而并发血管舒缩障碍,从而诱发偏头痛。因此,在湿热天气,要注意调节室温。

2.情绪因素

情绪不稳或精神紧张能引起偏头痛发作,在女性患者中尤为明显。噪声、强光刺激、焦虑、抑郁及睡眠障碍也是促发因素。因此,注意自我修养,豁达大度,加强工作的计划性、条理性,并注意劳逸结合,可减少偏头痛的发作。

3.食物因素

促发偏头痛的食物很多,如咖啡、巧克力、奶制品、动物脂肪、谷氨酸钠等。

4.饮酒因素

饮酒可以诱发偏头痛,可能与酒中含有异构谷氨酸盐等有关。严格禁酒,则可减少或消除偏头痛发作。

5.吸烟因素

吸烟或被动吸烟均可诱发偏头痛,这与烟草中的尼古丁增加血小板聚集,使 5-羟色胺等血管活性物质释放有关。戒烟或注意室内通风,则有预防作用。

6.药物因素

避免服用一些可诱发偏头痛的药物,如避孕药、硝酸甘油、组胺、利血平、肼屈嗪、雌激素、过量维生素 A 等。

(二)调护要点

1.一般护理

(1)注意让患者有合理的生活作息制度,心情愉快,并多给予心理安慰。

(2)针灸对偏头痛常有良好效果,一般取穴为风池、头维、太阳与合谷等。

(3)督促患者按医嘱服用治疗药物,但要注意药物的不良反应,如嗜睡、食欲亢进、白细胞下降等。

2.饮食调养

实证头痛饮食宜清淡,除米、面主食外,可多食青菜、水果类食物。虚证头痛可多食富有营养的食物,如母鸡、猪肉、猪肝、蛋类以及桂圆汤、莲子汤等。有热证者更宜吃新鲜蔬菜、水果、绿豆汤、赤豆汤等,忌食公鸡、螃蟹、虾等发物。

3.生活调理

(1)早睡早起,生活规律。注意劳逸结合,保证充足睡眠,防止过度疲劳。

(2)适时增减衣服,防止冷热刺激。避免强光和烈日照射。

(3)戒烟酒。

4.心理调护

对患者进行指导、保证、劝解和调整环境等,以增强患者对疾病的防御能力,控制和恢复对环境适应、平衡。充分调动患者的主观能动性,使患者由被动转为积极主动,放松思想,消除紧张情绪,保持心情轻松愉快。

第三节 病毒性脑炎

病毒性脑炎是由病毒感染引起的脑实质受损的中枢神经系统疾病,其临床特点主要有发热、头痛、呕吐、嗜睡、意识障碍、精神障碍、颈项强直。

病毒性脑炎种类较多,根据流行病学的不同可分为两大类。一类为急性散发性脑炎,主要有疱疹病毒性脑炎、巨细胞病毒性脑炎、柯萨奇病毒性脑炎及腺病毒脑炎等;其中以单纯疱疹病毒性脑炎最为常见。另一类是流行性病毒性脑炎,如流行性乙型脑炎、森林脑炎等;其他如狂犬病毒性脑炎。按病程分为急性、亚急性、慢性;按病理特点分为出血性、坏死性、包涵体性、脱髓鞘性;按病变位置分为大脑炎、小脑炎、间脑炎、脑干炎、脑脊髓炎、脑膜脑炎。其基本病理变化是脑组织水肿、软化、出血性坏死。除肠道病毒性脑炎外,其余类型可遗留语言、运动、意识、智能方面的障碍及癫痫等后遗症。由于本病的种类繁多,这里重点介绍散发性病毒性脑炎中常见的几种类型:疱疹病毒性脑炎、巨细胞病毒性脑炎、柯萨奇病毒性脑炎及腺病毒脑炎等。其余如乙型脑炎、森林脑炎、狂犬病毒性脑炎等,在此不详述,可以参照有关内容进行辨证治疗。

祖国医学虽无病毒性脑炎的病名,但根据其临床特点,本病属中医"温病""暑厥""急惊风""痉证""癫狂""痛证""痿证"等病证范畴。历代医家对该病均有所描述,最早可上溯至《五十二病方》,书中提出了"伤痉""癫痫"等病名及治法;在《黄帝内经》中就有较为详细的论述,《素问·宣明五气论》:"五邪所乱,邪入于阳则狂。"《素问·骨空论》:"督脉为病,脊强反折。"《灵枢·经筋》:"经筋发病,寒则反折筋急。"《灵枢·癫狂》:"狂始生,先自悲也,喜忘苦怒善恐者,得之忧饥……在始发,少卧不饥,自高贤也,自辩智也,自尊贵也,善骂詈,日夜不休……狂言,惊,善笑,为歌乐,妄行不休者,得之大恐……狂,目妄见,耳妄闻。善呼者,少气之所生也……狂者多食,善见鬼神,善笑而不发于外者,得之有所大喜。"对于病毒性脑炎的症状最先予以描述。至于其病因病机,《素问·至真要大论》:"诸躁狂越,皆属于火。"《灵枢·热病》:"风痉身反折。"明确提出与"风""火"有关。汉代名医张仲景在《金匮要略·痉湿暍病脉证并治》中有:"太阳病,发热无汗,反恶寒者,名曰刚痉;太阳病,发热汗出,而不恶寒者,名曰柔痉。""太阳病,无汗而小便反少,气上冲胸,口噤不得语,欲作刚痉,葛根汤主之。"其描述颇似现代的病毒性脑炎,而且提出了治疗方剂。明代张景岳在《景岳全书》中进一步阐述症状病机:"愚谓痉之为病,强直反张病也。其病在筋脉,筋脉拘急,所以反张。其病在血液,血液枯燥,所以筋挛。"清代王孟英提出了湿热引起的临床特点、病理机制及治疗用药:"湿热证,三四日即口噤,四肢牵引拘急,甚则角弓反张,此湿热侵入经络脉隧中,宜鲜地龙、秦艽、威灵仙、骨石、苍耳子、丝瓜藤、海风藤、酒炒黄连等味。"可见中医对于病毒性脑炎早有认识,不仅在病因病机临床表现均有较系统的论述,在治疗方面也积累了丰富的经验,所列方剂至今仍有指导意义。

一、病因病机

(一)中医病因病机

1.病因

中医认为本病多是由于人体正气不足,感受温热毒邪、湿热毒邪所致,其病因主要包括以下几方面。

(1)感受温热毒邪。温热类毒邪包括风热、暑热、燥热等毒邪,是本病的主要致病因素,一年四季皆可致病。其特点为发病急骤,热势较高,变化迅速。表现为一派里热炽盛之象,易化火生风,可见惊风、抽搐等内风动越之象,火热炼液成痰,可成风痰或痰热之证而见高热、癫狂;火热内炽过盛易耗气伤阴;若热毒内燔易出现内闭外脱的危重症候,常迅速危及生命。

（2）感受湿热毒邪。湿热类毒邪包括暑湿、湿热、伏暑等毒邪，致病多见于夏秋季节。毒邪易犯脾胃，且在气分逗留，患者表现为身热不扬，热势绵绵；若湿热酿痰，蒙蔽清窍，患者出现神昏、偏瘫等。

（3）情志所伤。情志不遂，郁怒伤肝，肝气郁结，气机失和，痰气郁结，血滞成瘀，复感毒邪，邪毒夹痰瘀，阻滞经脉，乃成头痛、偏瘫等症；痰浊久踞，郁而化火，耗伤气阴，或痰瘀胶结难解，致使病程迁延，遗留后遗症。

（4）饮食不节。过食肥甘厚味，或饥饱无度，烟酒成癖，损伤脾胃，使脾胃运化失司，水湿不运，痰湿内聚，一旦外感邪毒，即可引动痰浊，蒙塞心窍，而见癫狂、疯之证。

2.病机

本病的病机转化过程主要为风、痰、热、湿的相互转化，而热与湿是生风生痰的起始病因。即热极生风，风盛生痰，风痰、热痰蒙蔽清窍。疾病的后期邪恋正虚，耗津伤阴，病及肝肾。本病的病位在脑、髓、心、肝、心包，可涉及脾肾，病性多为实证、热证，亦可见虚实夹杂证。由于感邪不同，病程的不同，个体反应性的差异，其病机有所不同，现分述如下。

（1）卫气同病。温热、湿热毒邪侵犯卫表，营卫不和则发热、微恶风寒；邪阻经络则项强；热扰清窍故头痛；邪热上扰则心神恍惚或嗜睡；热盛腠开则汗出；胃热伤津则口渴；邪热犯胃，气机不畅，胃气上逆则恶心、呕吐；邪热犯肺则咳嗽咽痛；舌红、苔黄、脉浮数或滑数皆为卫气热盛之象。

（2）气营两燔。里热炽盛，气营两燔故高热、头痛；邪阻经络则项强；热扰心神，引动肝火故神昏、烦躁、惊厥；热扰中焦，胃气上逆则呕吐；胃热亢盛则口渴、便秘；舌红绛而干、苔黄、脉滑数或洪大皆为里热炽盛之象。

（3）热极动风。邪热上扰清窍故头痛神昏；热扰中焦，胃气上逆则呕吐；热极则动风故四肢抽搐、口角抽动、眼球震颤；邪热内闭故身热肢厥；舌红绛、脉数皆为里热炽盛之象。

（4）痰火上扰。痰火内阻，扰动心神则狂躁不安、语无伦次、时哭时笑；痰阻经络，气血运行不畅则行路不稳或四肢瘫痪；舌红、苔黄腻、脉滑数皆为痰火内盛之象。

（5）风痰闭阻。火热生风，湿热生痰，风痰上蒙清窍，内扰心神，横窜经络，故猝然昏仆、两眼上视、口噤流涎、四肢抽搐；风痰闭阻则神情呆滞、嗜睡；舌淡、苔白腻、脉滑皆为风痰内阻之象。

（6）瘀血阻滞。感受湿热，气机不畅，气滞血瘀故头痛如刺、痛有定处、缠绵难愈或有视物不清；气滞血瘀，肢体失养故四肢瘫痪；舌质紫暗、边有瘀点、脉涩皆为瘀血阻滞之象。

（7）热伤阴血。热伤阴津，肝肾阴虚，筋脉失于濡养，故四肢瘫痪或僵硬，手足拘挛或震颤；阴血不足，心神失养，故神情呆滞、视物昏花；阴虚则内热，故低热盗汗、五心烦热；舌红少苔、脉细数皆为阴虚内热之象。

（8）痰湿蒙窍。痰湿为阴邪，其性黏腻，流而不去，易蒙蔽心窍，故神志昏蒙、神情呆滞、语言不利、吞咽困难；痰湿壅盛故口中流涎；痰滞喉间故喉有痰鸣；舌红苔白腻、脉滑均为痰湿内阻之象。

（9）痰瘀阻络。痰瘀阻络，经络气血运行不畅，肢体失养，故四肢瘫痪、麻木不仁、面瘫、斜视、头昏；痰瘀内阻，气机不畅，故呕吐痰涎；舌质紫暗、苔腻、脉弦滑皆为痰瘀内阻之象。

（二）西医病因病理

1.病毒感染途径

病毒可经呼吸道、皮肤或黏膜表面的感染进入人体，经血行或神经元两条途径侵袭中枢神经系统。血行播散是最常见的途径，并能造成血脑屏障的改变。一般先在皮肤或黏膜形成感染灶，大多数在局部淋巴细胞中增殖，然后进入血液形成病毒血症，通过血脑屏障进入中枢神经系统。少数病毒通过周围神经元通道，沿脊神经或脑神经（嗅神经、三叉神经等神经）的末梢，靠神经鞘细胞或逆行的轴浆流入中枢神经系统。有些病毒可在体内长期存在，有的处于潜伏状态几十年，甚至终生不发病，只在机体抵抗力下降时发病。

2.病理特点

病毒造成神经细胞病损的病理变化很大。在急性脑炎，病毒直接侵袭神经元，造成细胞溶解，伴有胶质和炎症反应；但慢性病毒感染病理变化不明显。其基本病理特点是：①病变较为广泛，可累及大脑、小脑、脑、脊髓和脑膜。②一般白质病变的程度较灰质为重。③脑组织水肿、软化、出血性坏死、弥漫性胶质细胞增生，有时可形成局限性"假肿瘤性肿块"，但不形成脓肿。④显微镜下血管周围有大量淋巴细胞浸润形成袖套状，血管内皮细胞增生及红细胞外渗。⑤神经细胞的病变为神经节细胞变性、尼氏体消失、细胞核深染、破碎及溶解、神经元水肿、神经元及胶质细胞内有嗜酸性包涵体形成，电子显微镜下可见核内病毒颗粒。

由于感染病毒的不同，所引起的病理变化亦有所差异。①单纯疱疹病毒性脑炎的病理特点：病理改变主要是脑组织水肿、软化，出血坏死。这种改变呈弥漫性侵犯双侧大脑半球，但常不对称，以海马旁回、颞叶中部、额叶眶面和扣带回等处受累为最显著，也可引起下丘脑、延髓和脑桥病变，脑实质局部常有坏死、软化、出血、周围水肿明显，可导致颞叶钩回疝，神经细胞变性坏死、脱落和卫星现象，受累神经细胞核内有嗜酸性的 Cowdry A 型包涵体，脑病变部位及脑膜有充血、渗出，血管周围可见淋巴细胞及浆细胞浸润，急性期后可有神经胶质细胞增生、脑组织萎缩，脑实质出血性坏死和细胞核内包涵体是本病最特征性的病理改变。②带状疱疹病毒性脑炎的病理特点：病理改变呈弥散性脑脊髓炎的变化，血管周围间隙的淋巴细胞浸润，小胶质细胞增生有时可见神经元变性，受累的神经细胞能发现核内包涵体。③巨细胞病毒脑炎的病理特点：脑室管膜炎是本病的一种特征性改变，因巨细胞病毒易侵犯脑室管膜下的细胞，存在显著的星形细胞反应，脑内能找到具有核内包涵体的巨细胞。

（三）预后与转归

本病因失治、误治，病情将进一步发展或恶化，将出现热极化火，耗精夺气，或痰蒙心窍，出现内闭外脱，导致死亡；痰浊阻滞，胶结难解，而成癫、狂、痫证；痰瘀阻滞经脉，留有失语、偏瘫、痿证等。

本病预后与病变的范围和病情的轻重有关，若抢救治疗不当即可危及生命或留有严重的后遗症。若脑部病变较局限且病情较轻者，其预后往往良好；脑部病变严重且昏迷持续时间较长，或有频繁惊厥，预后多较差，容易留有神经精神的后遗症。在病毒性脑炎中，柯萨奇病毒性脑炎、腮腺炎病毒性脑炎、埃可病毒性脑炎患者的预后多较好，大多数患者在合理的治疗下能逐渐痊愈。某些埃可病毒脑炎及柯萨奇病毒脑炎虽可出现肢体瘫痪，往往很少留下后遗症。但某些病毒所致的脑炎预后较差，如单纯疱疹病毒性脑炎患者的病死率可达30％以上，多数留有后遗症。特别是胎儿经胎盘感染单纯疱疹病毒后可发生小脑畸形和积水性无脑畸形。巨细胞病毒和风疹病毒的先天性感染侵犯多个脏器，当侵犯脑组织时，其预后都比后天性脑炎为差。先天性巨细胞病毒所致的中枢神经系统感染，可引起大脑性瘫痪、小脑畸形、智力迟钝、运动障碍，偶见脑积水。本病主要后遗症有肢体瘫痪、癫痫、脑神经麻痹、失语、性格与精神改变、智能减退、注意力不集中或不自主小运动等。

二、临床表现及辅助检查

（一）临床表现

1.症状

（1）早期症状。多数患者急性起病，少数表现为亚急性、慢性或复发。早期有发热、畏寒、头痛、身痛、咳嗽等上呼吸道感染症状，体温高且退热药效果差；或有恶心、呕吐、腹痛、腹泻等胃肠道症状；部分患者有轻度精神、行为、性格异常，一般持续时间短。

（2）精神意识症状。主要症状为：①精神障碍表现。行为紊乱、兴奋躁动、消极行为、缄默、违拗、木僵、呆滞和被动；情绪兴奋不稳定、号哭、痴笑、惊恐、精神幼稚；言语思维散漫、猜疑、夸大、迫害妄想、胡言乱语、言语减少、重复刻板言语；幻视、幻听、错觉；其他还有记忆障碍、定向障碍、虚构、注意力不集中、痴呆、大小便不能自理等。②意识障碍表现。重症患者可发生不同程度的意识障碍，如淡漠、迟钝、嗜睡，甚则出现昏迷，多数患者大小便失禁。

（3）神经损害症状。主要症状为：①癫痫发作最为常见，以大发作为多，部分患者呈持续状态，其次是肌肉阵发性痉挛发作及杰克逊癫痫，小发作较为少见。②肢体瘫痪以偏瘫为多，单瘫和四肢瘫较为少见。③脑神经损害症状，以视盘水肿较为多见。其次为面神经麻痹、动眼神经麻痹、单侧或双侧展神经麻痹。④少数病例有舞蹈动作及扭转或共济失调。⑤个别患者有视神经萎缩、眼球震颤、听力减退、舌下神经或吞咽神经麻痹等。

（4）其他症状。某些病毒性脑炎可伴随全身症状，如单纯疱疹病毒性脑炎可出现口唇、面颊及其他皮肤黏膜移行区疱疹；肠道病毒性脑炎可有恶心、呕吐、腹痛、腹泻及麻疹样、水泡样或细小瘀点样皮疹；腮腺炎病毒性脑炎常有腮腺、颌下腺及睾丸肿大。

2.体征

病毒性脑炎患者神经系统检查表现为大脑半球广泛受累，出现掌颌反射亢进，出现下颌反射、角膜下颌反射等。多数患者有腱反射亢进，双侧巴宾斯基征阳性。少数患者有定位体征，表现在四肢或半身的轻重不同程度的瘫痪、失语等。有的出现颈强直或去皮质强直状态，部分患者可有颅内压力增高的体征，表现为视神经盘水肿。亦有见锥体外系受累体征的，如异常运动等。

（二）临床类型

1.疱疹病毒性脑炎

疱疹病毒性脑炎包括单纯疱疹病毒性脑炎、带状疱疹病毒性脑炎，其发病无明显季节性，有时可见疱疹。单纯疱疹病毒性脑炎的脑部病变较为严重。脑脊液白细胞增多，早期以中性多核白细胞为主，以后则以单核白细胞为主，糖定量可降低，病毒分离阳性率不高，但可见核内包涵体，并可测出单纯疱疹的 IgM 抗体。

2.流感病毒性脑炎

流感病毒性脑炎多见于冬春季节,有流行病学史。起病时有突然高热、四肢酸痛、头痛及全身乏力等症状。出现脑炎时可见一侧或两侧的强直性瘫痪。

3.肠病毒性脑炎

肠病毒性脑炎好发于冬春季节,可能出现麻疹样或水疱样皮疹,或细小瘀点。脑脊液白细胞较高,早期以中性多核白细胞为主,以后则以单核白细胞为主,可分离出有关病毒。

4.腺病毒性脑炎

腺病毒性脑炎多见于冬春季节,常先出现呼吸道感染。T型腺病毒感染引起的脑炎表现为发热、嗜睡、神志模糊、共济失调、面瘫、腱反射消失、双侧巴宾斯基征阳性。

5.流行性腮腺炎性脑炎

流行性腮腺炎性脑炎多见于冬春季节,常伴腮部肿大。脑脊液糖定量可降低,可分离出病毒。

6.传染性单核细胞增多症

传染性单核细胞增多症其病原是 EB 病毒、发病无明显季节性。5％～7％的患者可见脑、脑膜、脊髓、颅神经和周围神经单独或合并受累,出现各种的神经症状和体征。

(三)辅助检查

1.血常规、血培养、血生化、肝肾功能检查

病毒性脑炎患者的这些检查无特异性意义,但这些结果有助于排除其他非病毒性脑炎和发现脑炎的并发症情况,以利于鉴别诊断和治疗。

2.脑脊液

多数患者的脑脊液压力、细胞数及生化检验均正常。部分病例脑脊液压力增高;脑脊液细胞数增高,一般为$(50～100)×10^9/L$,偶可高达$(500～1000)×10^9/L$,以淋巴细胞为主。多数患者蛋白质轻度增高,但大多在 1.0 g/L 以下。糖及氯化物多数正常,偶可轻度降低。

3.影像学检查

头颅 CT 或 MRI 检查以确定有无颅内占位性病变、脑水肿或其他弥散性、局限性的病变。病毒性脑炎于发病1～3天影像学异常表现多不明显,到5～6天方可见异常改变。一般可见两侧大脑半球散在边缘清的低密度区,造影剂亦不能增强。在 MRI 表现上,表现为长 T_1、T_2,T_1加权像显示两侧颞叶、岛叶呈不规则低信号强度,T_2加权像上呈不规则的散在高信号区,但与脑室不相连,可与多发性硬化相区别。如见到脑膜增厚和造影剂增强表现,特别是基底脑膜处以及脑池封闭、脑积水和室周围水肿是细菌性、结核性、真菌性脑膜炎的特征,几乎不见于病毒性脑炎。病变后期可见脑萎缩和多发钙化的影像学表现。

4.脑电图检查

脑电图检查多表现为非特异性弥漫性慢波活动。大多数患者可有弥漫性异常,或在弥漫改变的基础上出现颞、额叶的局灶性改变,常为多形高波幅慢波,以 δ 波为主。

5.病原学检查

病原的诊断依赖病毒分离和血清学试验。

(1)病毒分离:直接从患者的脑脊液中培养和分离出病毒,对病毒性脑炎的诊断有决定意义。可于疾病早期进行脑活检术或抽取脑脊液,进行细胞培养和动物接种,但阳性率较低。

（2）病毒抗原检测：脑组织采用免疫荧光、电镜、放射免疫法检测抗原，敏感性高和特异性强，但需要脑活检难以被患者接受，不易推广应用。脑脊液标本用酶联免疫吸附试验（ELISA）检测可溶性抗原是一种简便而快速的方法，具有较高的敏感性和特异性。聚合酶链反应（PCR）技术具有极高的敏感性和特异性，适用于早期快捷诊断，目前应用非常广泛。

（3）病毒核酸检测：核酸杂交试验主要是将放射性核素或生物素等标记已知病毒的寡核苷酸制成探针，与标本中病毒核酸杂交进行诊断的方法。该方法可以克服病毒分离需完整病毒颗粒的缺陷，是病毒性脑炎诊断的研究和发展的方向。

（4）病毒抗体检测：检测方法包括ELISA、中和试验（NT）、补体结合试验（OF）等。国际上常采用敏感性最高的ELISA。病毒抗体的检测广泛用于病毒性脑炎的早期诊断和回顾性诊断，在临床上具有非常重要意义。

6.脑干听觉诱发电位

诱发电位为非特异性检查方法。患病毒性脑炎时，采用脑干听觉诱发电位检查，了解听觉传导道路的神经损害。经70分贝声刺激后，能出现Ⅰ、Ⅲ、Ⅴ波。Ⅰ波延长提示听神经病损，Ⅲ波延长提示脑桥病损，Ⅴ波延长提示中脑（尤其下丘听中枢）病损，同时可测出左右对比的波潜伏期、波间期及波幅比例以发现听神经异常。巨细胞病毒性脑炎常有听神经损害。

（四）常见并发症

病毒性脑炎的常见并发症有心肌炎、心包炎、肺炎及中耳炎等。

1.心肌炎或心包炎

若出现心悸、胸痛、胸闷、气促、口唇发绀等，则应考虑有心肌炎或心包炎的可能。

2.肺炎

若出现高热、咳嗽、咳痰，常提示并发肺炎。

3.中耳炎

若出现耳聋、耳鸣等，常常提示中耳炎。

三、诊断

病毒性脑炎的表现复杂，临床上主要依赖于流行病学、临床特点和病原学资料综合确立诊断。尽管病毒分离、血清学检查，以及近年发展的分子生物学技术大大促进了病原学检出水平，因受实验条件限制，大多数情况下仍需首先排除有类似表现的其他颅脑或全身性疾病。目前病毒性脑炎的常规诊断条件如下。

（1）临床上有似病毒感染所致脑实质受损征象。

（2）脑脊液有或无炎症性改变，但查不到细菌（包括结核、真菌等）。

（3）脑电图呈弥散性异常，有些可局灶化，脑血管造影、CT、MRI等检查无占位性病变征象（单纯疱疹病毒脑炎和某些局灶性脑炎例外）。

（4）血清抗体滴度明显增高（特别是恢复期比急性期高4倍以上）。

（5）脑脊液查到病毒抗原或特异性抗体。

（6）脑组织活检发现病毒。

一般认为第（1）～（4）项可作临床诊断依据。

四、鉴别诊断

病毒性脑炎的鉴别诊断主要应与颅内其他感染性疾病、颅内非感染性疾病、特殊病毒性脑炎鉴别,现分述如下。

（一）与颅内其他感染性疾病鉴别

1.化脓性脑膜炎

尤其是经不规则治疗后的化脓性脑膜炎,中毒症状可不明显,从症状及体征易被误诊为病毒性脑炎。但该病多于冬春季发病,最常见的致病菌为脑膜炎双球菌、肺炎球菌和流感嗜血杆菌。脑膜炎双球菌所致流行性脑脊髓膜炎患者有特殊的皮肤黏膜瘀点;肺炎球菌或流感嗜血杆菌脑膜炎患者常伴有中耳炎、乳突炎或肺炎。脑脊液多见浑浊,白细胞计数增多,中性粒细胞占90%以上,糖含量减低,蛋白明显增高,脑脊液涂片或培养可获得病原菌。在疾病早期或经过部分抗菌药物治疗的化脓性脑膜炎患者,脑脊液变化可很轻或不典型,有时与病毒感染难以区别,但其脑脊液含糖量低,乳酸、乳酸脱氢酶、溶菌酶增高和 pH 降低,免疫球蛋白 IgM 和 IgG 均明显增高,可与病毒性脑炎鉴别。血象检查显示白细胞总数明显升高,以中性粒细胞为主。早期血培养可找到致病菌,但应在应用抗生素前采集标本,这样阳性率较高。

2.结核性脑膜炎

典型结核性脑膜炎与病毒性脑炎不难鉴别,但少数结核性脑膜炎患者,尤其是患伴粟粒性结核的幼婴的脑脊液中的白细胞量不是很高,易与病毒性脑炎混淆。但结核性脑膜炎大多有结核病史或接触史,起病较缓慢,发病无明显季节性,易在年龄小的患者的肺部发现结核病灶,OT试验多阳性;早期脑脊液糖降低不明显,白细胞计数和蛋白增高不多,如外观呈毛玻璃状,白细胞分类以淋巴细胞为主,糖及氯化物降低,蛋白增高,尤其在涂片上找到抗酸杆菌时即可确定诊断,PCR 检测结核菌抗原敏感性高,但应警惕假阳性。如患者在病程 10 天左右,意识障碍及神经系统症状继续加重,尤其出现脑神经麻痹的表现时,要高度怀疑结核性脑膜炎的可能性,复查脑脊液以明确诊断。

3.新型隐球菌脑膜炎

本病多发生于长期应用抗生素及免疫抑制剂的患者,起病缓慢,病程较长。开始为轻度头痛,以后逐渐加重,颅内压明显升高,头痛剧烈,视神经乳头常见水肿。脑脊液改变与结核性脑膜炎相似,经墨汁染色可以检出隐球菌,经真菌培养可以培养出真菌。

4.脑型肺吸虫

南方地区肺吸虫常有肺外移行症,易引起肺吸虫脑病,可出现局限体征。脑型肺吸虫常有流行区吃生蟹或食疫水史。肺吸虫皮内试验阳性。一般说来,当脑脊液中嗜酸性细胞增高及脑脊液肺吸虫补体结合试验阳性者,才能确诊脑型肺吸虫病。

5.脑脓肿

脑脓肿主要有颅内感染、颅内高压及局灶性脑损害 3 大类症状。脑脊液检查示颅内压有不同程度的增高,急性期脑脊液改变与化脓性脑炎相似;脓肿形成期细胞数轻度升高,以单核细胞为主;蛋白明显增高,糖及氯化物无特殊改变。MRI 检查对脑脓肿可提供可靠诊断依据。

（二）与颅内非感染性疾病鉴别

许多非感染性疾病可以似病毒性脑炎样呈急性或亚急性起病。

1.感染中毒性脑病

常见于严重系统性感染的早期或极期,机体对感染毒素产生过敏反应,导致脑充血水肿,故又称细菌感染后脑炎。多见于败血症、重症肺炎、细菌性痢疾、白喉、百日咳、出血性肠炎、伤寒等。以儿童多见,脑部症状常与原发病同时出现,表现为高热、头痛、呕吐、烦躁、谵妄、惊厥、昏迷、瞳孔散大且光反应迟钝、脑膜刺激征等,偶有一侧或双侧瘫痪（多暂时性）。脑脊液压力增高,细胞一般不增多,蛋白质可轻度增高,糖和氯化物正常。多数在短期内脑症状消失,一般无后遗症。

2.瑞氏综合征

病因尚未彻底阐明,有认为可能是病毒感染促使机体对某种毒素过敏,主要病变是脑水肿和肝脂肪变性,因常出现顽固抽搐、意识障碍、颅内压增高而与病毒性脑炎混淆。但本病起病更为急骤,常先有呼吸道病毒感染的征象,常于24～48 h达高峰,3～5天后不再进展;脑脊液压力升高,其余基本正常,发病1周左右出现肝功异常且持续2～3周。血清转氨酶、游离脂肪酸、氨等均增高,凝血酶原时间延长。肝超声检查有助于提示诊断,确诊应靠肝活检。根据"临床象病毒性脑炎,实验室象肝病"的本病特征进行鉴别并不困难。

3.颅内肿瘤

易于与有颅内压增高或局灶性体征的病毒性脑炎相混,但颅内肿瘤病情进展缓慢,临床表现以头痛、呕吐、视盘水肿等颅内压增高症状及局灶性症状为主;局灶性体征进行性加重,并可出现头围增大、颅缝开裂和眼底乳头水肿等慢性颅内压增高表现。病史及体检均找不到感染病灶,多数患者体温正常,血象正常。脑脊液可有蛋白增加,但无细胞增加。CT或MRI是明确诊断的有效办法。

4.颅内出血

半岁内婴儿,尤以单纯母乳喂养者,可因维生素K缺乏导致颅内出血;其他年龄可能因血管畸形或血管瘤破裂致病。与病毒性脑炎相比,颅内出血起病更急,出血数小时内即有明显意识障碍和颅内压增高,伴显著脑膜刺激征。有血肿形成时出现局限性体征。腰穿呈均匀一致不凝固血性脑脊液,增强CT和脑血管造影可证实颅内出血甚至发现出血灶。

5.精神疾病

病毒性脑炎还应与反应性精神病、情感性精神病、精神分裂症及癫病所表现的精神异常进行鉴别。病毒性脑炎的精神症状属于器质性,有明显的记忆、计算、理解及定向力缺陷,并常有意识障碍及其他脑损害体征,脑电图显示弥漫性异常。而精神疾病的精神症状属于非器质性的,往往有精神刺激的病史,可资鉴别。

（三）与特殊病毒性脑炎的鉴别

1.流行性乙型脑炎（简称乙脑）

乙脑有严格流行病学特征,重症病例起病凶险,病死率及致残率高,应将它与其他脑病区别开来。根据乙脑集中于7～9月发病,患儿来自疫区、周围血白细胞及中性粒细胞明显增高、脑脊液中白细胞及蛋白质大多增加、起病后3～7天病情达高峰、多数在2周内恢复等特点,区别大多不困难。必要时于病初和病程第 2～4 周采血作补体结合试验,若第 1 次阴性而第 2 次阳性,或第 2 次滴度较第 1 次增高 4 倍,即有诊断价值。目前用血凝抑制试验早期检测 IgM 抗体,起病 5～7 天即可阳性,2 周达高峰,对早期诊断有价值。

2.急性播散性脑脊髓炎

这是一组发生在病毒感染或预防接种后以中枢神经系统为主的急性脱髓鞘疾病,与感染或接种后变态反应有关。常见于急性发疹性病毒传染病(如麻疹、风疹、天花、水痘、带状疱疹等)的病程中或出疹后 3～4 天,或其他急性病毒感染(如传染性单核细胞增多症、流感、某些病毒性上呼吸道炎等)的恢复期,也可称病毒感染后脑炎;或在疫苗(牛痘、百日咳、狂犬病等疫苗)接种后 2～3 周内发生,名为疫苗接种后脑炎;或继发于驱虫药使用后,如驱虫净性脑炎,目前认为是自身免疫反应所致。临床表现多为高热、头痛、呕吐、抽搐、精神错乱、昏迷、脑膜刺激征及局灶损害体征(如瘫痪、失语等),脑脊液多有蛋白、细胞增多,有的髓鞘碱性蛋白阳性。大多数病例对 ACTH 或肾上腺皮质激素治疗见效。查明神经症状发生的时间,常有提示临床诊断的意义。

五、辨证论治

(一)辨治要点

病毒性脑炎的中医治疗,首先要抓住病情的缓急轻重,遵循"急则治标、缓则治本,标本俱急则标本同治"和"治病求本"的原则。在其急性发作期,针对其邪毒炽盛、内闭外脱之危候,选用起效较快的中药注射剂及某些速效药物,以拯救生命、减少并发症为第一要务。在疾病的缓解期则应根据证候的不同,权衡本虚和标实之轻重,进行辨证治疗,以减轻后遗症、提高生活质量为目的。根据不同的病因病机和起病方式,决定中医的辨证治疗。若感受温热邪毒,以起病急、发热和神昏痉厥等为主者,按温病卫气营血辨证论治。可结合现代医学分型相对照,邪在卫气相当于轻型,气营两燔相当于中型,热入营血及内闭外脱则相当于重型。若感受湿热邪毒,则起病慢、热势低,易化湿生痰,以精神或神经症状为主,按杂病辨证治疗。急性期以祛邪为要,宜清热平肝,化痰开窍醒神;缓解期宜涤痰开窍、活血通络、养阴益气等法,标本兼顾;恢复期则以扶正为主,宜口服养阴益气活血的中药,配以针灸推拿等治疗。

(二)分型论治

根据病毒性脑炎的中医特点,分为以下几型,现分述如下。

1.卫气同病

主症:发热,微恶风寒,头痛项强,烦躁恍惚或嗜睡,口渴汗出,恶心呕吐,或有咽痛咳嗽,舌红,苔薄黄或厚腻,脉浮数或滑数。

治法:辛凉解肌,清热解毒。

方药:银翘散(《温病条辨》)合白虎汤(《伤寒论》)。金银花 20 g,连翘 20 g,板蓝根 30 g,大青叶 20 g,生石膏 40 g(先煎),知母 15 g,竹叶 10 g,葛根 15 g,荆芥 10 g,薄荷 10 g,甘草 5 g。水煎服,每日 1 剂。

若身重脘痞者,加藿香、佩兰以化湿和中;嗜睡神昏者,加石菖蒲以化浊开窍;惊厥者,加羚羊、钩藤以息风止痉。

2.气营两燔

主症:高热神昏、头痛项强、烦躁惊厥,呕吐,口渴,多汗,痰鸣,或有便结尿黄,舌质红绛而干,苔黄,脉滑数或洪大。

治法:清气凉营,解毒开窍。

方药:清瘟败毒饮(《疫疹一得》)。水牛角30 g(先煎),生石膏40 g(先煎),知母15 g,生地黄20 g,牡丹皮15 g,赤芍15 g,竹叶10 g,丹参15 g,连翘10 g,板蓝根30 g,玄参15 g。水煎服,每日1剂。

神昏抽动者,加安宫牛黄丸、紫雪散、至宝丹口服,或静滴清开灵注射液;呕吐频繁者,加竹茹、半夏以降逆止呕;痰鸣气促者,加用鲜竹沥、天竺黄以清热化痰;便秘、舌红绛苔黄而干者,加生大黄、麦冬、石斛以泄热保津。

3.热极动风

主症:头痛剧烈、呕吐频频,神志昏迷,四肢抽搐,口角抽动,眼球震颤,或有身热肢厥,舌红绛,脉数。

治法:清热开窍,息风止痉。

方药:羚角钩藤汤(《通俗伤寒论》)。羚羊角3 g(另调),钩藤20 g,生地黄30 g,白芍15 g,桑叶10 g,菊花10 g,贝母10 g,寒水石30 g(先煎),竹茹10 g。水煎服,每日1剂。

若大便秘结者,加生大黄后下以通腑泄热;呕吐频繁者,加半夏、苏梗以降气止呕;痰涎壅盛者,加石菖蒲、半夏、枳实、胆南星以理气化痰。

4.痰火上扰

主症:狂躁不安,语无伦次,时哭时笑,肢体瘫痪,或步态不稳,舌质红,苔黄腻,脉滑数。

治法:清热化痰,开窍醒神。

方药:涤痰汤(《奇效良方》)。法半夏12 g,茯苓20 g,枳实12 g,陈皮10 g,胆南星15 g,石菖蒲15 g,竹茹10 g,郁金10 g,炒栀子10 g。水煎服,每日1剂。

若瘫痪者,加用白花蛇、地龙。

5.风痰闭阻

主症:时发猝然昏仆,两眼上视,四肢抽搐,发后嗜睡或神情呆滞,舌淡胖,苔白腻,脉滑。

治法:息风化痰,开窍止痉。

方药:礞石滚痰丸(《养生主论》)。礞石10 g,大黄10 g,石菖蒲15 g,郁金10 g,黄芩10 g,天麻15 g,钩藤10 g,僵蚕10 g,全蝎10 g。水煎服,每日1剂。

若有肢体瘫痪者,加用白花蛇、地龙、鸡血藤;头痛明显者,加用川芎、防风、丹参。

6.瘀血阻滞

主症:头痛如刺,痛有定处,缠绵难愈,视物不清,恶心呕吐,或有低热,或有肢体瘫痪,舌质紫暗,边有瘀点,脉涩。

治法:活血化瘀,止痛开窍。

方药:通窍活血汤(《医林改错》)。麝香0.15 g(冲服),桃仁10 g,红花10 g,川芎5 g,全蝎3 g,蜈蚣2条,天麻15 g,石菖蒲15 g,钩藤15 g。水煎服,数量每日1剂。

若肢体瘫痪者,加黄芪、白花蛇、地龙;精神错乱者,加郁金、远志、珍珠母;肢体抽搐者,加龙骨、龟甲。

7.热伤阴血

主症:肢体瘫痪或僵硬,手足拘挛或震颤,神情呆滞,视物昏花,低热盗汗,五心烦热,乏力纳差,舌红少苔,脉细数。

治法:滋补肝肾,息风止痉。

方药:大定风珠(《温病条辨》)。龟甲 15 g,白芍 15 g,阿胶 10 g,麻仁 10 g,地龙 10 g,生地黄 15 g,麦冬 15 g,五味子 5 g,天麻 15 g,防风 10 g,牡蛎 30 g,鳖甲 15 g。水煎服,每日 1 剂。

若肾阴亏耗较重,症见腰膝酸软、耳鸣目眩者,可加菟丝子、女贞子以滋养肾阴;失眠多梦者,加酸枣仁、柏子仁以宁心安神;五心烦热者,加牡丹皮、白薇、青蒿以清虚热;失语者,加木蝴蝶以清咽开音;肢体瘫痪者,加黄芪、白花蛇。

8.痰湿蒙窍

主症:神志昏蒙,神情呆滞,语言不利,吞咽困难,喉间痰鸣,口中流涎,舌质红,苔白腻,脉滑。

治法:豁痰,开窍,醒神。

方药:导痰汤(《重订严氏济生方》)。半夏 10 g,陈皮 10 g,茯苓 15 g,枳实 10 g,胆南星 15 g,远志 10 g,石菖蒲 15 g,郁金 15 g,竹茹 10 g。水煎服,每日 1 剂。

若肌肉抽动者,加僵蚕 10 g,钩藤 15 g;肢体瘫痪者,加黄芪、乌梢蛇、地龙;语无伦次者,加浮小麦、大枣。

9.痰瘀阻络

主症:肢体瘫痪,麻木不仁,或面瘫斜视,或头昏胸闷倦怠,呕吐痰涎,舌紫黯,苔腻,脉弦滑。

治法:涤痰开窍,活血通络。

方药:涤痰汤(《奇效良方》)合桃红四物汤(《医宗金鉴》)。茯苓 15 g,半夏 10 g,白芥子 10 g,胆南星 10 g,枳实 10 g,桃仁 10 g,红花 10 g,川芎 10 g,丹参 15 g,生地黄 15 g,赤芍 15 g,当归 10 g。水煎服,每日 1 剂。

若肢体瘫痪者,加续断、桑寄生、牛膝以补肾壮腰;智力减退者加黑芝麻、益智仁、黄精以补肾益智;二便失禁者加山药、山茱萸、桑螵蛸以健脾收摄;多汗者,加牡蛎、龙骨。

六、西医治疗

病毒性脑炎迄今为止仍缺乏有效的特异性治疗措施,抗病毒、对症及给予有效的脏器功能支持是病毒性脑炎急性期的主要治疗手段。其目的是以挽救患者生命,减少并发症、后遗症;其原则是消除病因,减轻组织的病理反应,恢复受损的功能。虽然多年以来开发了不少抗病毒药物,但这些药物特异性不强,至今治疗成效非常有限。根据病毒性脑炎的特点在治疗上主要有以下几个方面,现分述如下。

(一)一般治疗

(1)患者应卧床休息,低流量给氧;注意皮肤护理,预防褥疮发生;注意口腔卫生,及时吸痰,防止口腔和肺部感染;尿潴留者,予留置导尿。

(2)注意饮食,给予充分的营养,注意各种营养成分的平衡;对昏迷患者,应及时鼻饲流质饮食;至于频繁呕吐、抽搐及消化道出血者,应暂禁食。

(3)高热者采取物理降温或应用退热药物;应用脱水剂的患者,更应防止液体不足及电解质紊乱,记 24 h 出入量,定期检查血清电解质。

（二）抗病毒治疗

抗病毒药物对病毒的作用机制尚未完全阐明,主要是针对病毒的吸附、穿入、脱壳、转录、复制及有关酶等发育成熟的环节。病毒只有在细胞内繁殖的末期才出现典型症状,极早期应用抗病毒药物才能取得较好的疗效。目前使用的药物抗病毒谱范围很窄且疗效不能完全肯定,现介绍目前常用的几种抗病毒药物。

1.阿昔洛韦

阿昔洛韦是一种高效广谱的抗病毒药物,该药血脑屏障穿透率为 50%,有抑制单纯疱疹病毒 DNA 复制的作用,是目前治疗单纯疱疹病毒性脑炎最理想的药物,对巨细胞病毒、EB 病毒、水痘、带状疱疹病毒也有抑制作用。诊断或怀疑为疱疹病毒脑炎者,应及早应用阿昔洛韦治疗。剂量为每千克体重 10 mg,静脉滴注,1 h 滴完,每 8 h 一次。

2.阿糖胞苷

抑制 DNA 多聚酶合成,阻碍 DNA 病毒复制,用于治疗水痘带状疱疹病毒、单纯疱疹病毒及巨细胞病毒的感染。每日 1～8 mg/kg,静注或静滴。

3.阿糖尿苷

抑制 DNA 及 RNA 的多聚酶,对单纯疱疹病毒最有效。每日 10～15 mg/kg,6～12 h 内静滴完。此药难溶于水,输液量较大,对伴有颅内高压的脑炎患者不利。

4.碘苷

主要抑制 DNA 病毒的增殖。治疗单纯疱疹病毒脑炎有一定疗效。每日 50～100 mg/kg,加于 5% 葡萄糖注射液静滴。

5.利巴韦林(病毒唑)

具有抗病毒作用,用于治疗病毒性脑炎,每日 1 g,小儿每日 20～30 mg/kg,静脉滴注。

以上药物均有不同程度的恶心、呕吐、纳差、脱发、骨髓造血功能抑制、肝功能损害等不良反应,部分可对人体造成较持久和严重的损害,应引起高度重视。

（三）糖皮质激素治疗

激素具有抗炎、消肿、稳定溶酶体系统的作用,能防止抗原抗体反应时产生有害物质。因此,适时、适量、合理使用激素具有一定的治疗价值。多数人主张早期、大剂量、短疗程使用的方法,配合抗病毒药物治疗,能取得较好疗效。

（四）免疫疗法

1.干扰素

干扰素除具有激活核酸酶 L 或蛋白激酶、切断病毒 mRNA、抑制蛋白翻译而发挥抗病毒作用外,还有免疫调节作用。干扰素可抑制病毒在细胞内增殖,对 RNA 病毒和 DNA 病毒均有效,对宿主细胞损伤极小,应用较为广泛。干扰素 500 万单位,肌注,每日 1 次。

2.丙种球蛋白

近年来,应用静脉大剂量丙种球蛋白在改善重症脑炎的症状方面取得了一些疗效。适用于免疫功能低下的重症病毒性脑炎患者,用量 200～400 mg/kg,每天 1 次,静脉滴注,连续 5 天。

3.转移因子

每次 1 支(2 mL),肌注,每日 2 次,疗程 10～15 天。

(五)对症治疗

1.高热

对体温升高、脑耗氧量增加、脑损伤加重,除可应用吲哚美辛(消炎痛)栓塞肛等药物退热外,持续高热不退者可在头、颈两侧、腹被沟处置冰袋物理降温,但需注意以患者不出现寒战或局部肌肉收缩为宜,并可同时给予亚冬眠疗法,保持肛温在 35 ℃左右。

2.惊厥

频繁惊厥会加重缺血、缺氧引起的脑损伤,与脑损伤的预后有直接的关系,应积极控制。应从高热、缺氧、呼吸道梗阻、脑水肿、低钠血症等方面分析原因,采取针对性措施。常用的抗惊厥药物有地西泮、苯妥英钠、苯巴比妥、水合氯醛等。常用地西泮 10～20 mg 静注,对癫痫持续状态者,可用地西泮 100 mg 加糖盐水 500 mL,于 12 h 内缓慢静滴完毕或根据发作情况控制滴速。用药过程中要注意药物对呼吸心跳的抑制作用,要有心肺复苏的急救条件。

3.脑水肿

控制脑水肿、降颅压应严格限制每日液体入量;有机械通气的患者适当过度通气,$PaCO_2$ 控制在 20～25 kPa;并可静脉给予脱水剂,如甘露醇、呋塞米(速尿)或复方甘油。20％甘露醇 1～2 g/kg 体重,每 3～8 h 一次,静脉加压注射。对低蛋白血症伴脑水肿者,可用清蛋白;对低钠血症引起的脑水肿患者,可选用 3％ NaCl 12 mL/kg 体重或 5％ $NaHCO_3$ 6 mL/kg 体重,先静脉输注半量,余量根据病情决定。脑水肿是引起惊厥、呼吸衰竭的根本原因,故应及时纠正,以提高疗效、减少并发症。

4.昏迷

可用纳洛酮 0.01～0.02 mg/kg/次,加入 5％葡萄糖注射液 30～50 mL 中静脉滴注,可间隔 4～6 h 重复使用。对昏迷无咳嗽吞咽反射或呼吸道分泌物增多者,应考虑行气管切开。对呼吸衰竭尚有自主呼吸者,可用呼吸兴奋剂山梗菜碱、尼可刹米(可拉明)等。对呼吸停止或明显通气不足者,则需用人工呼吸机。

5.改善脑功能

应及时给氧,并可应用胞磷胆碱、果糖等。

6.继发感染

选用有效抗感染的药物进行治疗。

7.精神症状

应用氯丙嗪、氯普噻吨(泰尔登)、奋乃静等,开始用小剂量逐渐增至能控制症状为止。

(六)手术治疗

有颅内压增高而药物治疗无效或出现脑疝者,可采用外科手术治疗,可做脑室引流颞肌下减压或去骨瓣术。

七、其他治疗

（一）中成药

1.清开灵注射液

每次 20～40 mL 加入 5%～10% 葡萄糖注射液 250 mL 中,静脉滴注,每日 1 次。适用于气营两燔、热盛动风证。

2.醒脑静注射液

每次 20～40 mL 加入 5%～10% 葡萄糖注射液 250 mL 中,静脉滴注,每日 1 次。适用于气营两燔、痰湿蒙窍证。

3.生脉注射液

每次 30～60 mL 加入 5%～10% 葡萄糖注射液 250 mL 中,静脉滴注,每日 1 次。适用于气阴两伤证。

4.参附注射液

每次 40～100 mL 加入 5%～10% 葡萄糖注射液 250 mL 中,静脉滴注,每日 1 次。具有益气回阳固脱之功效。适用于脑休克,属于阳气欲脱者。

5.双黄连注射液

每次 20～40 mL 加入 5%～10% 葡萄糖注射液 250 mL 中,静脉滴注,每日 1 次,适用于气营两燔证。

6.安宫牛黄丸

口服,每次 1 粒,每日 2 次。具有清热开窍,豁痰解毒之功效。适用于热邪内陷心包,痰热窒闭心窍,症见高热神昏谵语者。

7.紫雪散

口服,每次 1.5 g,每日 2 次。具有清热开窍,解毒镇惊之功效。适用于热邪内陷心包,痰热窒闭心窍,症见高热神昏惊厥者。

8.苏合香丸

口服,每次 1 粒,小儿减半,每日 2～3 次。适用于痰湿蒙窍,症见低热昏迷、舌苔白腻者。

9.至宝丹

口服,每次 1～2 粒,小儿减半,每日 2～3 次。适用于深度昏迷兼抽搐者。

10.安脑丸

口服,每次 1～2 丸,每日 2 次。适用于热盛动风,症见高热、神昏、抽搐痉厥、烦躁谵语者。

11.小儿回春丹

每次 0.9～1.5 g,每日 2～3 次,冷水化服。适用于小儿热盛动风,症见高热、惊厥、抽搐不止者。

12.牛黄清心丸

口服,每次 1 粒,每日 2 次。具有清热解毒,开窍安神之功效。适用于气营两燔见高热、烦躁、嗜睡者。

13.六神丸

口服,每次 10 粒,每日 3 次。具有清热止痛,祛邪解毒之功效。适用于卫气同病及气营两燔之证。

14.牛黄抱龙丸

口服,每次 1～2 粒,每日 3 次。具有清热解毒镇惊之功效,适用于热盛惊风者。

(二)针灸推拿

1.针灸

(1)热极动风。

取穴:大椎、曲池、人中、少府、行间、丰隆、十宣。

手法:十宣点刺放血,各 2～3 滴;人中刺向鼻中隔,以眼球湿润为度,留针 20 min;余穴皆用捻转泻法,持续行针 5～10 min 后出针。若抽搐者,加刺阴路或阳跷;口渴者,加刺照海。

(2)气营两燔。

取穴:胃俞、曲池、厉兑、二间、内庭、足三里、商阳、气海。

手法:胃俞捻转平补平泻法,持续行针数分钟后出针;厉兑、商阳用三棱针点刺出血各 2～3 滴;曲池、二间、内庭皆直刺用提插泻法;足三里直刺,用捻转补法;气海卧针向下,捻转补法或针后加灸,留针 15～20 min。若高热神昏者加刺十宣、人中;耗血动血者加刺膈俞、血海。

(3)痰瘀阻络。

取穴:太冲、外关透内关、太溪、三阴交、曲池、膈俞、大椎、大包、丰隆。

手法:太溪、三阴交捻转补法;太冲、外关透内关、曲池、膈俞、大椎、大包、丰隆用捻转平补平泻法,持续行针数分钟出针。若手足拘挛、身体强直者,加局部穴位以舒筋活络;痴呆加百会、神门;失语加哑门、通里;耳聋选加听宫、听会、翳风、丰隆用捻法。

2.梅花针

对病毒性脑炎后遗症期见头痛、癫痫有缓解和治疗作用。

(1)头痛。

取穴:后颈、胸部、头部(在颈椎两侧、耳垂下、耳前、颈窝可发现结节、条索及压痛)、风池、太阳、大小鱼际处、大椎、胸椎 5～10 两侧、腰部(发现条索、压痛处)。

手法:用梅花针以中度刺激叩打上述部位。

若后头痛加刺后颈部、风池、头后部;前头及额痛加刺额部、痛区局部、印堂、合谷;偏头痛加刺后颈部、痛侧颞部、内关、外关、骶部;头顶痛加刺百会、头部、后颈部、三阴交;全头痛加刺后颈、腰、骶部、头部、足三里、合谷;眼痛、视力欠佳,刺眼区、正光、风池。

(2)癫痫。

取穴:发作时,重刺后颈、骶部,可在指尖放血,配用大椎、中脘、期门、足心阳性物(即患肢有结节物、条索状物、泡状软性物和障碍阻力处)。未发作时调治,取脊柱两侧、头部、颈下部、足心阳性物处、内关、行间。以后颈部、额部为重点。

手法:发作时,用梅花针较重刺激即打上述部位;未发作时用中度刺激。若小便失禁,加刺腰部及腹股沟;头晕、头痛者,加刺头部、太阳。

3.推拿

(1)患者仰卧:先点按上肢穴位,合谷、阳池、腕骨、鱼际、外关、手三里、曲池、肩髃,各30次。弹拨腋部极泉10次,使麻电感向手指放射。用接法或按揉法从腕分别从前后侧向肩部治疗10遍,再弹拨2遍,拿10遍。被动摇肩、抖肩、屈伸肘部、摇肘、屈伸腕、摇腕;屈伸掌指关节和指间关节,捻指各关节,各做10遍。

(2)患者仰卧:点按髀关、伏兔、血海、足三里、三阴交、阳陵泉、悬钟、涌泉各30次。一手抬起一侧下肢,一手弹拨承山、委中各10次。由上至下,按揉大腿、小腿内、外、前、后各侧肌群3遍,弹拨2遍。被动做髋、膝、跳各方向活动,以牵拉、屈伸肌群、韧带,各10次。

(三)外治法

1.敷贴法

活癞蛤蟆1只,朱砂3 g,雄黄24 g。将癞蛤蟆剖腹去内脏,放入朱砂、雄黄,加酒适量,即刻将剖面敷于患者脐部,包扎固定2 h,每日1~2次。适用于暑温痉厥、昏迷患者。

2.直肠检察法

用安宫牛黄丸冰栓,配合冬眠Ⅱ号进行治疗。置安宫牛黄丸冰栓于患者肛门内2~6 cm处,深昏迷患者需用手指阻住肛门10~15 min,以防药物外溢。3岁以下半粒;4~10岁,1粒;11岁~成人,1粒半~2粒。

(四)高压氧治疗

病毒性脑炎的缓解期和恢复期可采用高压氧治疗,以加速疾病的恢复。

八、预防与调护

(一)预防措施

1.增强体质

参加各种体育健身运动,如长跑、游泳、登山、球类运动等以提高机体免疫能力,但要注意劳逸结合,以免耗伤正气。还要注意保暖,避免着凉;同时还应注意个人卫生、环境卫生和饮食卫生。

2.药物预防

发病季节可用金银花、大青叶、板蓝根等清热解毒药物煎服或板蓝根颗粒剂、双黄连口服液口服;居室可用食醋熏蒸或艾叶、雄黄等中药烟熏等。

3.早期检查

疑似病例应做相关检查,以便早期发现、早期治疗、早期隔离。

(二)调护要点

1.一般护理

(1)病房应保持良好的通风,要保持适当室内温度和湿度,室温应维持在30 ℃以下,保持病房环境安静,避免噪声干扰。

(2)严密观察患者的生命体征,注意患者精神、神志变化,定时测量体温、脉搏、呼吸、血压;防止脑水肿的发生。

(3)对高热患者,应进行物理降温或药物降温,每2 h测1次体温,必要时加测。若体温突然上升或持续不退,需及时处理,必要时可予冬眠疗法。

(4)昏迷患者,应注意保持呼吸道通畅,及时采用吸痰、拍背等方法帮助排痰,必要时雾化吸入;呼吸衰竭患者,如应用呼吸兴奋剂无效,可行气管切开术或使用人工呼吸器,并注意护理,防止感染。还要注意及时翻身,防止褥疮。

(5)对于瘫痪、痉厥患者,按瘫痪、痉厥进行护理。

2.饮食调养

病毒性脑炎急性高热期饮食应清淡易消化,以碳水化合物为主,少量蛋白与脂肪;恢复期予高热量饮食为主,对深昏迷及气管切开者应予鼻饲。注意营养供给及平衡,在常规饮食调理的基础上,可选用薏米粥、石膏芦根粥等进行饮食调理。

3.生活调理

(1)起居有常,保证充足的睡眠。避寒保暖,尽量不去人群集聚、空气秽浊之处,尽量避免受寒。

(2)加强锻炼,增强体质,选择诸如太极拳等合适的锻炼方法,以促进机体气血运行,增强体质。

(3)有偏瘫后遗症,生活不能自理的,要加强监护,避免发生意外。

4.心理调护

病毒性脑炎患者在急性期易出现神经精神症状,医护人员及家属要有极大的耐心去安慰和照顾患者,切勿厌弃患者。在治疗过程中,应避免精神刺激、过度劳累及一切不利于机体恢复的因素。患者在恢复期应注意适当的活动及与人交谈,医护人员也要多鼓励患者,使其树立战胜疾病的信心,以利于本病的治疗和康复。

参考文献

[1]白德琴.现代中医内科学[M].武汉:湖北科学技术出版社,2017.

[2]白正勇.中医学基础[M].北京:中国医药科技出版社,2019.

[3]蔡定芳.中国医药学理论基础[M].上海:上海科学技术出版社,2019.

[4]樊永平.中医脑病历代文献[M].太原:山西科学技术出版社,2013.

[5]冯原.中医内科学临床精粹[M].北京:科学技术文献出版社,2017.

[6]虢周科.临床状态医学[M].北京:中国中医药出版社,2020.

[7]阚士宇.现代中医临证精要[M].西安:西安交通大学出版社,2017.

[8]雷励,杨明芳,郭铁.中西医结合脑病学[M].北京:中医古籍出版社,2022.

[9]李继英.临床中医内科学[M].北京:科学技术文献出版社,2017.

[10]李柱.脑病中医特色外治406法[M].北京:中国医药科技出版社,2021.

[11]林亚明,陈维,胡璘媛.中医脑病学[M].北京:科学出版社,2018.

[12]刘刚,高日阳.脑病名方[M].北京:中国医药科技出版社,2013.

[13]刘智华.中医临证鉴别要点[M].郑州:河南科学技术出版社,2017.

[14]路侠.现代中医临床应用[M].长春:吉林科学技术出版社,2019.

[15]骆继军,何秀堂.中医学[M].武汉:华中科技大学出版社,2014.

[16]任健.中医诊断学[M].济南:山东科学技术出版社,2020.

[17]上官晓华.现代中医临床证治精要[M].长春:吉林科学技术出版社,2019.

[18]沈宇峰.中医方法论[M].北京:中医古籍出版社,2018.

[19]王天芳.中医辨证论治学基础[M].北京:中国中医药出版社,2016.

[20]徐建,招萼华.中医辨证论治之路[M].上海:上海科学技术出版社,2017.